Karl Reif

Invasive Aspergillose in der Onkologie

Karl Reif

Invasive Aspergillose in der Onkologie

Prophylaxe der invasiven pulmonalen Aspergillose bei Patienten mit intensivierter Chemotherapie

Südwestdeutscher Verlag für Hochschulschriften

Impressum/Imprint (nur für Deutschland/ only for Germany)
Bibliografische Information der Deutschen Nationalbibliothek: Die Deutsche Nationalbibliothek verzeichnet diese Publikation in der Deutschen Nationalbibliografie; detaillierte bibliografische Daten sind im Internet über http://dnb.d-nb.de abrufbar.
 Alle in diesem Buch genannten Marken und Produktnamen unterliegen warenzeichen-, marken- oder patentrechtlichem Schutz bzw. sind Warenzeichen oder eingetragene Warenzeichen der jeweiligen Inhaber. Die Wiedergabe von Marken, Produktnamen, Gebrauchsnamen, Handelsnamen, Warenbezeichnungen u.s.w. in diesem Werk berechtigt auch ohne besondere Kennzeichnung nicht zu der Annahme, dass solche Namen im Sinne der Warenzeichen- und Markenschutzgesetzgebung als frei zu betrachten wären und daher von jedermann benutzt werden dürften.

Verlag: Südwestdeutscher Verlag für Hochschulschriften Aktiengesellschaft & Co. KG
Dudweiler Landstr. 99, 66123 Saarbrücken, Deutschland
Telefon +49 681 37 20 271-1, Telefax +49 681 37 20 271-0
Email: info@svh-verlag.de
Zugl.: Bremen, Universität, Diss., 2010

Herstellung in Deutschland:
Schaltungsdienst Lange o.H.G., Berlin
Books on Demand GmbH, Norderstedt
Reha GmbH, Saarbrücken
Amazon Distribution GmbH, Leipzig
ISBN: 978-3-8381-1794-2

Imprint (only for USA, GB)
Bibliographic information published by the Deutsche Nationalbibliothek: The Deutsche Nationalbibliothek lists this publication in the Deutsche Nationalbibliografie; detailed bibliographic data are available in the Internet at http://dnb.d-nb.de.
 Any brand names and product names mentioned in this book are subject to trademark, brand or patent protection and are trademarks or registered trademarks of their respective holders. The use of brand names, product names, common names, trade names, product descriptions etc. even without a particular marking in this works is in no way to be construed to mean that such names may be regarded as unrestricted in respect of trademark and brand protection legislation and could thus be used by anyone.

Publisher: Südwestdeutscher Verlag für Hochschulschriften Aktiengesellschaft & Co. KG
Dudweiler Landstr. 99, 66123 Saarbrücken, Germany
Phone +49 681 37 20 271-1, Fax +49 681 37 20 271-0
Email: info@svh-verlag.de

Printed in the U.S.A.
Printed in the U.K. by (see last page)
ISBN: 978-3-8381-1794-2

Copyright © 2010 by the author and Südwestdeutscher Verlag für Hochschulschriften Aktiengesellschaft & Co. KG and licensors
All rights reserved. Saarbrücken 2010

Inhaltsverzeichnis

ABKÜRZUNGSVERZEICHNIS V
ZUSAMMENFASSUNG VII
ABSTRACT X
1 EINLEITUNG 1
2 THEORETISCHER HINTERGRUND 4
    2.1 AKUTE LEUKÄMIE 4
        2.1.1 Physiologie der Hämatopoese 4
        2.1.2 Leukämie-Erkrankungen 6
        2.1.3 Neutropenie 13
            2.1.3.1 Infektionsgefährdung bei Neutropenie 13
            2.1.3.2 Pflege bei Neutropenie 16
            2.1.3.3 Pilzinfektionen bei Patienten mit akuter Leukämie 20
    2.2 INVASIVE PULMONALE ASPERGILLOSE 22
        2.2.1 Aspergillus 22
            2.2.1.1 Taxonomie, Morphologie und Vermehrung 22
            2.2.1.2 Pathogenität 25
        2.2.2 Pathogenese 30
        2.2.3 Klinik und Krankheitsverlauf 31
        2.2.4 Epidemiologie 32
        2.2.5 Risikofaktoren 34
        2.2.6 Diagnostik 35
        2.2.7 Prophylaxe und Therapie 38
    2.3 LUFTREINIGUNG DURCH HEPA-FILTER 41
        2.3.1 Luftfilter 41
        2.3.2 Effekte und Wirksamkeit der Luftreinigung mit HEPA-Filtern 44
            2.3.2.1 Zusammenhang zwischen Sporen-Exposition und Aspergillose-Inzidenz 44
            2.3.2.2 Senkung der Exposition gegenüber Aspergillussporen 45
            2.3.2.3 Senkung der Inzidenz invasiver Aspergillosen 46
    2.4 ZUSAMMENFASSUNG UND ZWISCHENFAZIT: THEORETISCHER HINTERGRUND 52

3 ZIELE DER EMPIRISCHEN UNTERSUCHUNG 54

    3.1 ÜBERSICHT 54

    3.2 ERLÄUTERUNGEN 54

4 PATIENTEN, MATERIAL UND METHODEN 57

    4.1 PRÜFUNG DER EIGNUNG DES AUSGEWÄHLTEN LUFTREINIGERS 57

        4.1.1 Beschreibung des ausgewählten Luftreinigers.................................57

        4.1.2 Ziel der Prüfung 58

        4.1.3 Studiendesign 58

        4.1.4 Partikelmessung 58

        4.1.5 Luftkeimmessungen 58

            4.1.5.1 Natürliche Umgebungsbedingungen 60

            4.1.5.2 Extreme Umgebungsbedingungen 60

        4.1.6 Manipulation der Luftreiniger zur Verblindung 61

    4.2 AUSWERTUNG VON HISTORISCHEN VERGLEICHSDATEN 61

        4.2.1 Ziel der Analyse 61

        4.2.2 Studiendesign 61

        4.2.3 Patienten..62

    4.3 PRÜFUNG DER KLINISCHEN WIRKSAMKEIT 63

        4.3.1 Studienziel und Hypothesen..63

        4.3.2 Studiendesign 64

        4.3.3 Patienten..65

        4.3.4 Interventionen 66

        4.3.5 Abbruchkriterien 67

        4.3.6 Zielparameter 69

            4.3.6.1 Hauptzielparameter 69

            4.3.6.2 Nebenzielparameter 69

        4.3.7 Statistische Verfahren 69

        4.3.8 Fallzahlschätzung 71

        4.3.9 Qualitätssicherung 72

            4.3.9.1 Luftreiniger 72

            4.3.9.2 Datenmanagement 72

    4.4 ZUSAMMENFASSUNG: PATIENTEN, MATERIAL UND METHODEN 73

5	**ERGEBNISSE**	**75**
5.1	PRÜFUNG DER EIGNUNG DES AUSGEWÄHLTEN LUFTREINIGERS	75
5.1.1	Technische Eigenschaften des Luftreinigers	75
5.1.2	Partikelmessung	76
5.1.3	Luftkeimmessungen	76
5.1.3.1	Natürliche Umgebungsbedingungen	76
5.1.3.2	Extreme Umgebungsbedingungen	78
5.1.4	Manipulation der Luftreiniger zur Verblindung	79
5.2	AUSWERTUNG VON HISTORISCHEN VERGLEICHSDATEN	80
5.2.1	Basisdaten	80
5.2.2	IPA-Inzidenz	81
5.2.3	IPA-freies Intervall	82
5.2.4	Mortalität, Aufenthaltsdauer und Antimykotika	84
5.3	PRÜFUNG DER KLINISCHEN WIRKSAMKEIT	84
5.3.1	Studienverlauf	84
5.3.2	Basisdaten	87
5.3.3	Hauptzielparameter	90
5.3.4	Nebenzielparameter	93
5.4	ZUSAMMENFASSUNG: ERGEBNISSE	97
6	**DISKUSSION UND FAZIT**	**99**
	LITERATURVERZEICHNIS	**103**
	VERZEICHNIS DER ABBILDUNGEN	**113**
	TABELLENVERZEICHNIS	**114**
	ANHANG	**115**
	DANKSAGUNG	**131**

Den Leukämiepatientinnen und -patienten gewidmet

Abkürzungsverzeichnis

ABPA	Allergische bronchopulmonale Aspergillose
ALL	Akute lymphatische Leukämie
AML	Akute myeloische Leukämie
BMT	Bone Marrow Transplantation (Knochenmarktransplantation, KMT)
CI	Confidence Intervall (Konfidenzintervall, Vertrauensbereich)
CLL	Chronisch lymphatische Leukämie
CML	Chronisch myeloische Leukämie
CRF	Case Report Form (Prüfbogen)
CT	Computertomographie/Computertomogramm
DNA	Deoxyribonucleic acid (Desoxyribonukleinsäure, DNS)
EORTC	European Organization for Research on Treatment of Cancer
FFP	Filtering Face Piece (Partikelfiltrierende Halbmaske)
G-CSF	Granulocyte-Colony Stimulating Factor (Granulozyten-Kolonie stimulierender Faktor)
GvHD	Graft-versus-Host-Disease (Graft-versus-Host-Reaktion oder Transplantat-Wirt-Reaktion)
GvL	Graft-versus-Leukemia
HEPA-Filter	High Efficiency Particulate Air Filter (Hochleistungsschwebstofffilter)
HLA	Humanes Leukozyten-Antigen
HRCT	High resolution computed tomography (Hochauflösendes Computertomogramm)
IA	Invasive Aspergillose
IPA	Invasive pulmonale Aspergillose
ITT	Intention to treat

KBE	Koloniebildende Einheiten
MDS	Myelodysplastisches Syndrom
MRD	Minimal residual disease (Minimale Resterkrankung)
NHL	Non-Hodgkin-Lymphom (Non-Hodgkin's Lymphoma)
NIAID	National Institute of Allergy and Infectious Diseases
NNT	Number needed to treat
OR	Odds Ratio
PCR	Polymerase Chain Reaction (Polymerasekettenreaktion)
PP	Per Protocol
RCT	Ranomized controlled trial (Randomisierte kontrollierte Studie)
RR	Relatives Risiko/Relative Risk/Risk Ratio
RRR	Relative Risikoreduktion
spp.	Spezies (Arten)
ULPA-Filter	Ultra Low Penetration Air Filter (Ultrahochleistungsschwebstofffilter)
ZNS	Zentralnervensystem

Zusammenfassung

Hintergrund: Die invasive pulmonale Aspergillose (IPA) ist eine schwerwiegende Komplikation in der Behandlung von hämatologisch-onkologischen Patienten. Der wesentliche Risikofaktor ist die Tiefe und Dauer der Neutropenie. Aspergillussporen werden über die Luft übertragen und sind ubiquitär vorhanden. Sie gelangen ständig mit der Atemluft bis in die Lungenalveolen. High Efficiency Particulate Air (HEPA)-Filter können Aspergillussporen aus der Raumluft entfernen und somit die Exposition gegenüber Sporen reduzieren. Die Exposition gegenüber Aspergillussporen und die IPA-Inzidenz stehen in einem positiven Zusammenhang zueinander. Es gibt Hinweise in der wissenschaftlichen Literatur darauf, dass durch HEPA-Filtrierung der Raumluft die IPA-Inzidenz gesenkt werden kann.

In der vorliegenden Untersuchung wurde erstmalig die Wirksamkeit dezentraler Luftreiniger mit HEPA-Filtern zur IPA-Prophylaxe in einer prospektiven, randomisierten kontrollierten Blindstudie untersucht.

Ziele:

(1) Prüfung der Eignung eines Luftreinigers

(2) Auswertung von historischen Vergleichsdaten

(3) Klinische Prüfung der Wirksamkeit dezentraler Luftreiniger mit HEPA-Filtern zur Reduktion der Inzidenz der IPA bei Hochrisikopatienten.

Studiendesigns:

(1) Dokumentenauswertung, Testserien mit einem Luftreiniger

(2) Retrospektive Analyse von Patientendaten aus Krankenakten

(3) Prospektive, randomisierte kontrollierte Dreifachblindstudie.

Methoden:

(1) Bewertung technischer Daten des Luftreinigers, Partikelmessungen, Luftkeimmessungen bei natürlicher und extremer Sporenlast, Sedimentierungsversuch, Tests bei laufendem Gerät mit und ohne HEPA-Filter.

(2) Einschlusskriterien: Patienten[1] ab 18 Jahre mit akuter Leukämie, die eine intensive Chemotherapie erhalten. Ausschlusskriterien: Patienten mit einer Aspergillose in der Anamnese.

(3) Einschlusskriterien: Patienten ab 18 Jahre, bei denen eine prolongierte Neutropenie zu erwarten war. Ausschlusskriterien: Patienten mit einer Aspergillose in der Anamnese. Zur Erzielung einer relativen Risikoreduktion von 60 % bei einem Signifikanzniveau von $\alpha = 0{,}05$ und einer Power von $1\text{-}\beta = 0{,}8$ waren 34 Patienten pro Gruppe erforderlich.

Interventionen:

(1) Kontamination eines Raums mit Aspergillussporen, Betrieb eines Luftreinigers unter verschiedenen Konditionen.

(2) -

(3) Die Interventionsgruppe erhielt im Patientenzimmer angebrachte Luftreiniger mit HEPA-Filter, während die Luftreiniger der Kontrollgruppe „Scheinfilter" enthielten. Die Patienten in beiden Gruppen wurden aufgefordert, Türen und Fenster möglichst geschlossen halten und bei Verlassen des Zimmers sowie beim Lüften Hochleistungsschutzmasken tragen.

Auswertung:

(1) Erstellung von Zeit-Wirkungs-Kurven.

(2) und (3) Primärer Endpunkt: Häufigkeit der IPA. Sekundäre Endpunkte: Dauer des IPA-freien Intervalls, Mortalität, Dauer der antimykotischen Therapie, Gesamtkrankenhausaufenthalt.

Ergebnisse:

(1) Der Luftreiniger erwies sich als geeignet.

(2) In die retrospektive Analyse waren 35 Patienten eingeschlossen. 80 % der Patienten hatten eine akute myeloische Leukämie (AML), 20 % eine akute lymphatische

---

[1] Zur besseren Lesbarkeit wird in der vorliegenden Dissertation bei der Benennung von Personen und Personengruppen zum Teil darauf verzichtet, eine beide Geschlechter ausweisende Formulierung zu verwenden. Es sind jedoch stets beide Geschlechter gemeint.

Leukämie (ALL), 60 % der Patienten waren männlich. Das Durchschnittsalter lag bei 58 Jahren, die durchschnittliche Dauer der Neutropenie lag bei 26,4 Tagen. Die IPA-Inzidenz betrug 54,29 %. Das IPA-freie Intervall dauerte im Mittel 76,6 Tage. 75 % aller IPA-Fälle traten in den ersten 56 Tagen nach Therapiebeginn auf. Die Mortalität betrug 14,3 %. Die Patienten waren im Mittel 118,8 Tage im Krankenhaus, IPA-Patienten erhielten durchschnittlich 31,9 Tage lang systemische Antimykotika zur Therapie.

(3) In die prospektive, randomisierte kontrollierte Studie waren 76 Patienten eingeschlossen, 70 Patienten erhielten die ihnen zugewiesene Intervention. 77,63 % der Patienten hatten eine AML, 19,74 % eine ALL und 2,63 % ein Non-Hodgkin-Lymphom (NHL). 59,21 % der Patienten waren männlich. Das Durchschnittsalter lag bei 53,61 Jahren, die durchschnittliche Dauer der Neutropenie bei 31 Tagen. Die IPA-Inzidenz betrug in der Interventionsgruppe (IG) 46,15 % (18 von 39) und in der Kontrollgruppe (KG) 54,05 % (20 von 37), p = 0,49, relatives Risiko = 0,85. Das IPA-freie Intervall dauerte in der IG im Mittel 81 Tage und in der KG 74,38 Tage, p = 0,65. Der Log-rank Test der Kaplan-Meier-Statistik ergab einen p-Wert von 0,39. Die Mortalität betrug in der IG 7,69 % und in der KG 18,92 %, p = 0,13. Die Aufenthaltsdauer im Krankenhaus und die Dauer der antimykotischen Therapie unterschieden sich nicht zwischen den Gruppen (p = 0,63 bzw. p = 0,8).

Diskussion: Die erwartete Wirksamkeit dezentraler Luftreiniger konnte nicht nachgewiesen werden. Dieses Ergebnis steht in Einklang mit den Ergebnissen aus neueren systemischen Übersichtsarbeiten mit Meta-Analysen, in denen lediglich bei nicht-randomisierten Studien eine statistisch signifikante Reduktion der Infektionsrate erzielt wurde. Die Frage der Raumluftkontrolle bei Patienten mit akuter Leukämie bleibt ungelöst. Weitere klinische Studien oder geeignete Beobachtungsstudien sind aufgrund der Schwere des Problems erforderlich.

Abstract

Background: Invasive pulmonary aspergillosis (IPA) is a severe complication in the treatment of haemato-oncological patients. The major risk factor is the depth and duration of neutropenia. The airborne Aspergillus conidia are ubiquitous prevalent. They are continuously inhaled by humans and can reach the alveoli in the lung. High Efficiency Particulate Air (HEPA) Filter can eliminate Aspergillus conidia from the ambient air and thus reduce the exposure to them. There has been reported a positive correlation of the exposure to Aspergillus conidia and the incidence of IPA. The results of some studies suggest that the IPA-incidence can be reduced by HEPA filtration of the ambient air.

It is the first time that the efficacy of mobile air cleaners with HEPA filters was evaluated in a prospective randomised controlled blind trial.

Objectives:

(1) Evaluation of the suitability of an air cleaner

(2) Analysis of historical patient data

(3) Evaluation of the efficacy of mobile air cleaners with HEPA-filters to reduce the incidence of IPA in high risk patients.

Study designs:

(1) Analysis of documents, series of tests with an air cleaner

(2) Retrospective analysis of patient records

(3) Prospective randomised controlled triple-blind trial.

Methods:

(1) Evaluation of technical data of the air cleaner, particle measurement, sampling of airborne germs in natural or extremely high spore load, sedimentation test, tests with air cleaners with and without HEPA filters.

(2) Inclusion criteria: patients with acute leukaemia, at least 18 years of age, receiving intense chemo therapy. Exclusion criteria: aspergillosis in medical history.

(3) Inclusion criteria: patients who were expecting a prolonged neutropenia, at least 18 years of age. Exclusion criteria: aspergillosis in medical history. To achieve a relative risk reduction of 60 % at a significance level of $\alpha = 0.05$ and a power of $1-\beta = 0.80$ a sample size of 34 patients per group was necessary.

Interventions:

(1) Contamination of a room with Aspergillus spores, operating an air cleaner under different conditions.

(2) -

(3) The intervention group had air cleaners with HEPA-filters in their rooms, while the air cleaners of the control group contained "sham filters". Patients in both groups were told to keep doors and windows preferably shut and to use high-efficiency masks, when leaving or airing the room.

Analysis:

(1) Construction of time-effect-curves.

(2) and (3) Primary endpoint: IPA-incidence. Secondary endpoints: length of IPA-free interval, mortality, duration of antimycotic therapy, overall length of stay.

Outcomes:

(1) The air cleaner was suitable.

(2) 35 patients were included in the retrospective analysis. 80 % of the patients suffered from acute myeloid leukemia (AML), 20 % from acute lymphoblastic leukemia (ALL), 60 % were male. The mean age was 58 years, the average length of neutropenia was 26.4 days. The IPA incidence was 54.29 %. On average the IPA-free intervall lasted 76.6 days. 75 % of all IPA cases occurred in the first 56 days after initiation of therapy. Mortality rate was 14.3 %. The average length of stay in hospital was 118.8 days. IPA patients received systemic antimycotica for treatment for 31.9 days on average.

(3) The prospective randomised controlled trial included 76 patients. 70 patients received the allocated treatment. 77.63 % of the patients had AML, 19.74 % ALL and 2.63 % had a non-Hodgkin lymphoma (NHL). 59.21 % of the patients were male. The mean age was 53.61 years, the average length of neutropenia was 26.4 days. The IPA incidence was 46.15 % (18 of 39) in the intervention group (IG) and 54.05 % (20 of 37) in the control group (CG), $p = 0.49$, relative risk = 0.85. The mean IPA-free interval was 81 days in the IG and 74.38 days in the CG, $p = 0.65$. The log rank test of the Kaplan-Meier statistics resulted in a p-value of 0.39. Mortality rate was 7.69 % in

the IG and 18.92 % in the CG, p = 0.13. Length of stay in hospital and duration of antimycotic therapy did not differ between groups (p = 0.63 and p = 0.8 resp.).

Discussion: The expected efficacy of mobile air cleaners could not be verified. The outcome is consistent with outcomes of recent systematic reviews with meta-analyses, in which only non-randomised trials achieved a statistically significant reduction of the infection rate. The problem of air quality control remains unresolved in patients with acute leukemia. Due to the severity of the problem further clinical trials or adequate observational studies are needed.

1 Einleitung

Die invasive pulmonale Aspergillose ist eine in der Bevölkerung sehr seltene Infektion der Lunge mit Aspergillen, einer Schimmelpilzgattung. Aspergillen kommen überall auf der Welt vor, auch in der Antarktis und der Sahara. Sie gehören zu den am weitesten verbreiteten Lebewesen auf der Erde. Jeder Mensch atmet am Tag mehrere Hundert Aspergillus-Sporen ein. Bei den meisten gesunden Menschen werden die eingeatmeten Sporen durch das Immunsystem eliminiert. Ist das Immunsystem jedoch gestört, so können die Sporen schwere Erkrankungen auslösen.

Zu dem am stärksten gefährdeten Personenkreis gehören Menschen mit bösartigen Erkrankungen des blutbildenden Systems. Ist die Blutbildung beispielsweise durch eine akute Leukämie gestört, so werden nicht mehr ausreichend funktionsfähige weiße Blutkörperchen zur Immunabwehr produziert. Nach der Diagnosestellung einer akuten Leukämie erhält die Mehrheit dieser Patienten eine intensive Chemotherapie, manchmal in Kombination mit einer Strahlentherapie, durch welche die Blutbildung weiter unterdrückt wird, damit die krankhaften Zellen zerstört werden. Hierdurch ist das Immunsystem dieser und anderer Patienten, die eine ähnliche Therapie erhalten, über lange Zeit sehr geschwächt. In dieser Zeit kommt es regelmäßig zu einer Vielzahl von zum Teil lebensgefährlichen Infektionen. Eine dieser Infektionskrankheiten, die bei Patienten mit akuten Leukämien regelmäßig auftreten und unbehandelt tödlich verlaufen, ist die invasive pulmonale Aspergillose.

Somit nimmt die Infektionsprophylaxe in der hämatologisch-onkologischen Pflege und Therapie einen hohen Stellenwert ein. Von pflegerischer wie von ärztlicher Seite aus werden eine Reihe von Maßnahmen zur Infektionsprophylaxe getroffen. Ein wesentliches Prinzip zur Prophylaxe ist die Reduzierung der Exposition gegenüber potenziellen Krankheitserregern, hier Aspergillussporen. Zur Isolierung gegenüber Keimen aus der Außenwelt wurden bereits in den 1960iger Jahren Isoliereinheiten eingerichtet. Zusätzlich wurden Maßnahmen zur Reduktion körpereigener Keime ergriffen. Diese Isoliereinheiten wurden schon frühzeitig zuerst einem konstanten, breitflächigen Luftstrom (Laminar Air Flow) und schließlich zusätzlich mit High Efficiency Particulate Air-Filter (HEPA-Filtern) ausgestattet

Es können jedoch nicht alle Patienten, bei denen ein hohes Risiko für Infektionen besteht, in Isoliereinheiten mit Laminar Air Flow und HEPA-Filtern untergebracht werden. Meist sind diese für Patienten vorgesehen, die sich einer Stammzelltransplantation, beziehungsweise früher einer Knochenmarktransplantation, mit Zellen von einem Fremdspender (allogene Transplantation) unterziehen. Demgegenüber sind Patienten, die wegen ihrer hämatologischen Erkrankung eine intensive Chemotherapie erhalten, oft auf normalen Krankenhausstationen untergebracht. Um diese Patienten ebenfalls vor Aspergillosen zu schützen, können mobile Luftreiniger mit HEPA-Filtern in den Patientenzimmern angebracht werden. Diese Luftreiniger saugen die Zimmerluft mittels eines Ventilators an, leiten sie durch ein oder mehrere Filter hindurch und stoßen die weitgehend partikelfreie Luft wieder aus. Der Nachweis für die Wirksamkeit dieser Maßnahme stand jedoch noch aus.

Das primäre Ziel der vorliegenden Arbeit war daher die Prüfung dezentraler Luftreiniger mit HEPA-Filter im klinischen Alltag der Hämato-Onkologie bei Hochrisikopatienten, zu denen in erster Linie Patienten mit einer akuten Leukämie gehören. Zu diesem Zweck wurde eine randomisierte kontrollierte Studie konzipiert.

Der theoretische Hintergrund zu dieser empirischen Untersuchung wird in Kapitel 2 herausgearbeitet. Da es sich bei den besonders stark gefährdeten Patienten zum größten Teil um Patienten mit einer akuten Leukämie handelt, werden in Kapitel 2.1 Themen rund um die akute Leukämie behandelt. Dabei wird speziell auf die Infektionsgefährdung eingegangen, der Patienten mit einer akuten Leukämie ausgesetzt sind. Kapitel 2.2 hat die invasive pulmonale Aspergillose zum Thema. Ausgehend von einer Beschreibung der Schimmelpilze der Gattung Aspergillus werden die von Aspergillus hervorgerufenen Erkrankungen vorgestellt. Kapitel 2.3 befasst sich schließlich mit einer Möglichkeit, der invasiven pulmonalen Aspergillose vorzubeugen, nämlich der Senkung der Exposition der Patienten gegenüber Aspergillussporen in der Luft durch HEPA-Filtrierung.

In Kapitel 3 werden die Ziele der empirischen Untersuchungen erläutert. Es werden drei Phasen unterschieden: Zu einen die Prüfung der Eignung des Luftreinigers zum Einsatz im Krankenhaus, zum anderen die Auswertung historischer Vergleichsdaten und letztlich die Prüfung der klinischen Wirksamkeit. Zudem werden die Hintergründe zu den einzelnen Phasen erläutert.

In Kapitel 4 werden die verwendeten Materialien und Methoden dargelegt. Für die Untersuchung wurde der Luftreiniger „IQAir® HealthPro 250" der Firma Incen ausgewählt. Es wird aufgezeigt, welche Verfahren und Materialien zur Partikel- und Luftkeimmessungen zum Zweck der Eignungsprüfung des Geräts verwendet wurden. Für die Auswertung von historischen Vergleichsdaten wie auch für die Wirksamkeitsprüfung werden die Ein- und Ausschlusskriterien für die Patienten und die erhobenen Parameter beschrieben. Für die Wirksamkeitsprüfung wird eine Fallzahlschätzung vorgenommen. Weiterhin werden die Methoden der Verblindung und Randomisierung für die experimentelle und die Kontrollinterventionen dargelegt und die Auswertungsmethoden sowie die Qualitätssicherung und das Datenmanagement beschrieben.

In Kapitel 5 werden die Ergebnisse aus der Eignungsprüfung des Luftreinigers, der Auswertung der historischen Daten und der Wirksamkeitsprüfung vorgestellt.

In Kapitel 6 werden die Ergebnisse im Zusammenhang diskutiert, und es wird ein Fazit über den Ertrag der Untersuchung gezogen. Am Schluss der Kapitel 2, 4 und 5 wird jeweils eine Zusammenfassung gegeben.

2 Theoretischer Hintergrund

2.1 Akute Leukämie

2.1.1 Physiologie der Hämatopoese

Die Zellen des peripheren Blutes entstehen aus gemeinsamen Vorläuferzellen, den Stammzellen des Blutes. Diese Zellpopulation besitzt multipotente Eigenschaften, das heißt sie kann sich sowohl selbst regenerieren als auch unter Einwirkung verschiedener Wachstumsfaktoren in verschiedene Zelllinien (Erythropoese, Myelopoese, Thrombopoese und Lymphopoese) ausreifen. Die Stammzelle hat somit die Fähigkeit, zwei Arten von Tochterzellen zu bilden:

1. mit der Mutterzelle identische Zellen, die zur Erhaltung oder Vergrößerung des Stammzellenpools dienen,
2. Zellen, die zur weiteren Differenzierung bestimmt sind.

Von der gemeinsamen Stammzelle ausgehend trennen sich zunächst die Zelllinien in die myeloische und die lymphatische Reihe. Aus der lymphatischen Stammzelle entwickeln sich die Lymphozyten und die Killerzellen. Aus der myeloischen Stammzelle entwickeln sich die Granulozyten, Monozyten, Erythrozyten und Thrombozyten.

Im Laufe der Hämatopoese nimmt mit jeder Folgegeneration die Entwicklungsfähigkeit der Tochterzellen und ihre Fähigkeit zur Selbsterneuerung ab. Schließlich entstehen Vorläuferzellen mit geringer Reduplikationsrate, die auf eine Zellreihe festgelegt sind. Die ersten morphologisch gekennzeichneten Vorläuferzellen der einzelnen Zellreihen im Knochenmark sind die Blasten. Sie bilden durch wiederholte Teilung und Differenzierung schließlich die reifen Blutzellen, haben aber nicht mehr die Fähigkeit zur Selbsterneuerung, sondern sind zu Ausreifung bestimmt.

Eine vereinfachte Übersicht über die physiologische Hämatopoese zeigt Abb. 1.

Die Bildung der Erythrozyten wird über den Sauerstoffpartialdruck, der die Produktion von Erythropoetin in der Niere beeinflusst, sowie durch verschiedene weitere Faktoren geregelt. Die wichtigsten Aufgaben der Erythrozyten liegen im Transport des Sauerstoffs von der Lunge zu den Organen und Geweben sowie im Abtransport von Kohlendioxyd aus dem peripheren Gewebe zur Lunge.

Die Bildung von Granulozyten und Monozyten wird von verschiedenen Zytokinen, die von Lymphozyten und Monozyten gebildet werden, reguliert. Diese Mediatoren werden Interleukine genannt, z. B. Kolonie stimulierende Faktoren (CSF), die die Neubildung und Ausreifung von Granulozyten anregen. Die Zellen der Myelopoese können in vier verschiedene Zellreihen ausreifen, und zwar in neutrophile, eosinophile und basophile Granulozyten und in Monozyten. Die wichtigste Aufgabe von Granulozyten und Monozyten liegt in der Abwehr von bakteriellen und Pilz-Infektionen.

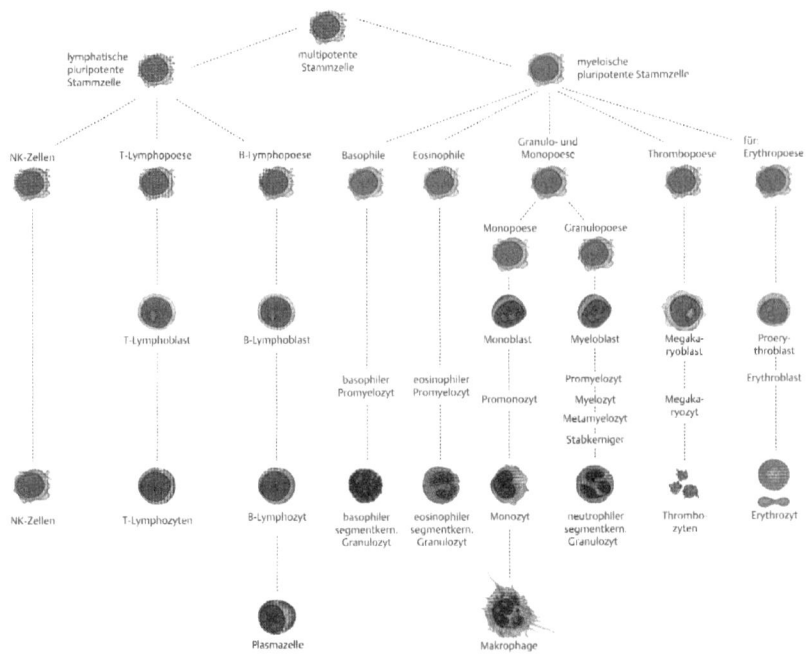

Abb. 1: Vereinfachtes Schema der Hämatopoese[2]

Steuerungsmechanismen bei der Lymphozytenproduktion sind Lymphokine und Interleukine, deren Bildung durch Infektionen und Entzündungen beeinflusst wird. Die ersten Vorstufen reifer Lymphozyten entwickeln sich aus morphologisch noch nicht unterscheidbaren Stammzellen, die aber bereits auf eine Weiterentwicklung zu Zellen der lymphatischen

---

[2] Bildnachweis: http://www.rrk-berlin.de/imarklab/ vom 02.02.2008. Mit freundlicher Genehmigung.

Reihe festgelegt sind. Sie stammen von den pluripotenten Stammzellen des Knochenmarks. Die weitere Vermehrung und Ausreifung erfolgt in verschiedenen lymphatischen Geweben, wie Lymphknoten, Milz und Thymus.

Lymphozyten lassen sich in zwei große Gruppen unterteilen:

- T-Lymphozyten sind überwiegend für die zelluläre Immunität verantwortlich.
- B-Lymphozyten können nach Stimulation durch verschiedene Antigene zu Plasmazellen ausreifen und Antikörper bilden.

Thrombozyten entstehen durch Abschnürungen des Zytoplasmas von Megakaryozyten. Die Bildung von Megakaryozyten und die Freisetzung von Thrombozyten werden durch Thrombopoetin und andere Serumsfaktoren reguliert.

Lymphozyten, Granulozyten und Monozyten werden unter dem Begriff *Leukozyten* zusammengefasst. Die im folgenden vorgestellten Erkrankungen aus der Gruppe der Leukämien weisen Störungen in der *Leukopoese* auf.

2.1.2 Leukämie-Erkrankungen

Leukämien gehören neben den Lymphomen und den multiplen Myelomen zu der Gruppe der malignen Erkrankungen des blutbildenden Systems (hämatologische Erkrankungen). Durch genetische Veränderungen der Stammzellen des blutbildenden Systems wird der normale Reifeprozess der Leukozyten so gestört, dass sich auch unreife Leukozyten unkontrolliert vermehren und in den Blutkreislauf übergehen können. Diese malignen Zellen sind funktionslos und verdrängen gesunde Knochenmarkszellen.

Grundlegend werden akute und chronische Formen von Leukämien unterschieden. Akute Leukämien sind durch eine schnelle Proliferation und Akkumulation maligne entarteter, unreifer Zellen der Hämatopoese, sogenannter Blasten, im Knochenmark, im Blut und gegebenenfalls auch in anderen Organen, wie z. B. Lymphknoten, Leber, Milz, Zentralnervensystem gekennzeichnet. Die normale Blutbildung wird dabei weitestgehend unterdrückt. Dagegen kann bei den chronischen Formen der Status über Monate oder Jahre stabil bleiben. Zudem unterscheidet man je nach Herkunft der malignen Blutzellen zwischen lymphatischen Leukämien – ausgehend von Vorstufen der Lymphozyten – und myeloischen Leukämien – ausgehend von Vorstufen der Granulozyten und Monozyten.

Somit ergeben sich vier Gruppen von Leukämien:

a) akute myeloische Leukämien (AML)
b) akute lymphatische Leukämien (ALL)
c) chronische myeloische Leukämien (CML)
d) chronische lymphatische Leukämien (CLL).

Eine Sonderstellung nehmen myelodysplastische Syndrome (MDS) ein, da sie zu einer akuten myeloischen Leukämie übergehen können. Unter dem Begriff „Myelodysplastische Syndrome" werden verschiedene hämatologische Erkrankungen subsumiert, die durch ineffektive Produktion von Blutzellen charakterisiert sind.

Mitte der siebziger Jahre wurde erstmals eine systematische Klassifikation der akuten Leukämien erarbeitet, die seitdem immer wieder überarbeitet und ergänzt wurde, prinzipiell aber noch bis heute Bestand hat, die so genannte French-American-British (FAB)-Klassifikation (Bennett et al. 1976). Die WHO-Klassifikation stellt eine Weiterentwicklung der FAB-Klassifikation dar, indem häufige chromosomale Aberrationen bei der AML einbezogen werden. Aktuelle Standards für diese Verfahren wurden durch das *Kompetenznetz Leukämien*[3] definiert.

Im normalen peripheren Blutausstrich (Abb. 2) finden sich neben vielen Erythrozyten (a) wenige ausgereifte Granulozyten (b und c) und Lymphozyten (d) . Ein leukämischer Befund zeigt dagegen sehr viele undifferenzierte Blasten (unreife Vorläuferzellen) im peripheren Blutausstrich (Abb. 3).

---

[3] http://www.kompetenznetz-leukaemie.de/content/home/

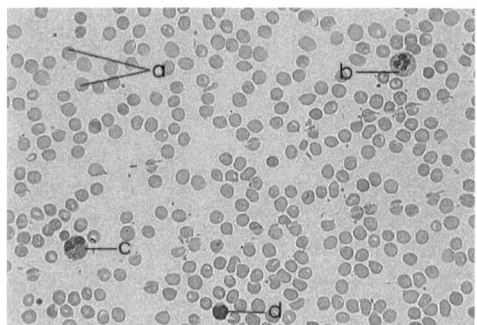

Abb. 2: Normaler Blutausstrich[4]

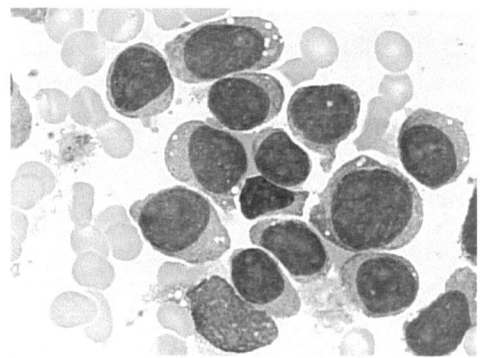

Abb. 3: Undifferenzierte Blasten im peripheren Blutausstrich[5]

---

[4] a = Erythrozyten, b = neutrophiler Granulozyt, c = eosinophiler Granulozyt, d = Lymphozyt. Bildnachweis: http://de.wikipedia.org/wiki/Bild:Blood_smear.jpg vom 30.01.2008, freigegeben nach GNU Freie Dokumentationslizenz. Courtesy: Department of Histology, Jagiellonian University Medical College, http://www.histologia.cm-uj.krakow.pl/index.html

[5] AML M1 FAB: Unreife Myeloblastenleukämie. Bildnachweis: http://bildatlas.onkodin.de/bildatlas/content/e1352/e1838/e2541/e2542/index_ger.html (vom 30.01.2008), mit freundlicher Genehmigung von ONKODIN

Akute Leukämien treten in allen Altersstufen auf. Im Kindesalter sind über 90 % der akuten Leukämien lymphatische Leukämien (ALL), während im Erwachsenenalter akute myeloische Leukämien (AML) zu 80 % dominieren[6]. Akute Leukämien werden in der Regel mit kurativem Ziel behandelt. Mit zunehmendem Alter wird die Prognose schlechter, u. a. aufgrund des ansteigenden Anteils an Patienten mit ungünstigen Prognosefaktoren, aber auch infolge von zunehmender Komorbidität.

Die Ursachen für diese Erkrankungen bleiben meist unklar. Nur in wenigen Fällen lassen sich in der Anamnese Risikofaktoren wie z. B. Chemikalien, ionisierende Strahlung, Rauchen oder vorhergehende Behandlung mit Zytostatika identifizieren (Hoelzer et al. 2006; Schaich et al. 2006). Tritt die akute Leukämie ohne erkennbar assoziierte Vorerkrankung auf, so wird sie De-novo-AML/ALL genannt; entwickelt sie sich auf Basis einer präexistenten Hämatopoese-Störung (z. B. einem MDS) oder einer vorangegangenen Tumortherapie wird sie sekundäre AML/ALL genannt.

75 bis 80% der akuten Leukämien im Erwachsenenalter sind myeloische Leukämien. Die Inzidenz der AML nimmt mit dem Alter zu, das mittlere Erkrankungsalter beträgt 63 Jahre. Damit ist die AML überwiegend eine Erkrankung älterer Menschen. In Deutschland erkranken jährlich etwa 3600 Menschen pro Jahr. Männer sind etwa 1,4-fach häufiger betroffen als Frauen (Schaich et al. 2006).

Alle akuten Leukämien sind durch eine Reifungshemmung im frühen Stadium der Entwicklung der jeweiligen Entwicklungslinie gekennzeichnet. Die normale Hämatopoese im Knochenmark wird durch die funktionslosen Blasten unterdrückt, wahrscheinlich durch vielfältige Selektionsmechanismen mit Vorteil für die Blastenpopulation. Die Patienten leiden deshalb an Anämie, Thrombozytopenie und Granulozytopenie mit entsprechenden Risiken und Symptomen. Die leukämischen Blasten verhalten sich biologisch anders als gesunde Vorläuferzellen, verlassen das Knochenmark oft (aber nicht immer) in großer Zahl und sind im Extremfall als Leukämie („weißes Blut") fast schon ohne Mikroskop auszumachen. Leukämische Blasten können praktisch jedes Organsystem befallen, nicht nur die der Hämatopoese verwandten Gewebe Lymphknoten, Milz und Leber, sondern auch Haut, Lunge,

---

[6] Vgl. http://www.seer.cancer.gov/

Nieren oder Zentralnervensystem (ZNS). Befallene Organe können ihre Funktion verlieren. Vital unmittelbar bedrohlich ist ein Befall des ZNS. Das Risiko lebensbedrohlichen Organbefalls steigt mit der Anzahl der im Blut zirkulierenden Blasten und wird klinisch manchmal mit dem Syndrom der hohen zirkulierenden leukämischen Blastenzahl manifest (Hyperleukozytose). Außerdem können bedrohliche Stoffwechsel- und Gerinnungsstörungen auftreten.

Das klinische Krankheitsbild bei akuten Leukämien ist von einer raschen Verschlechterung des Allgemeinzustands geprägt mit den folgenden, am häufigsten auftretenden Symptomen (Freund et al. 2007; Ehninger et al. 2008):

- allgemeines Krankheitsgefühl und Schwäche
- Nachtschweiß
- Petechien, Hämatome oder Schleimhaut- oder Zahnfleischblutungen
- fieberhafte Infektionen wie z. B. Pneumonie, Tonsillitis
- Fieber ohne erkennbare Ursache
- Entzündung der Mundschleimhaut, Mundsoor
- Mediastinaltumor (häufig bei der T-ALL)

Unbehandelt schreiten akute Leukämien schnell voran und führen nach einigen Wochen oder Monaten zum Tode, meist aufgrund von unbeherrschbaren Infektionen oder Blutungen (Freund et al. 2007).

Bei biologisch hinreichend belastbaren Patienten ist das Prinzip der Behandlung akuter Leukämien eine intensive Kombinations-Chemotherapie mit kurativer Zielsetzung, manchmal kombiniert mit Bestrahlung. Die Behandlungsphasen gliedern sich in traditionell in (a) Induktion zur Erzielung einer Remission, (b) anschließende Konsolidierung, und bei akuter lymphatischer Leukämie (c) nachfolgende Erhaltungstherapie. Als Remission gilt traditionell die Senkung des Anteils mikroskopisch erkennbarer leukämischer Blasten im Knochenmark auf unter 5 %. Dieser Markstein ist auch heute noch brauchbar, weil verbleibende Blasten-Populationen über 5 % verlässlich signalisieren, dass der betreffende Patient mit dem verabreichten Behandlungsprinzip keine Aussicht auf Heilung hat. Fortschritte in diagnostischen Techniken haben gezeigt, dass weitaus kleinere verbleibende Blastenpopulationen zu einem Rezidiv und Tod führen können (minimal residual disease, MRD, deutsch: minimale Resterkrankung). Konsolidierende Behandlung und gegebenenfalls eine Erhaltungstherapie haben zum Ziel, die MRD-Blastenpopulation zu eliminieren.

Je nach biologischem Typ und Subtyp der akuten Leukämien sowie teils entsprechend speziellem Risikoprofil des Patienten werden Behandlungen nach standardisierten Chemotherapieprotokollen durchgeführt oder ähnliche Behandlungen in verschiedenen Varianten innerhalb von Optimierungsstudien. Patienten mit akuter myeloische Leukämie erhalten zur Induktion eine Kombination eines Anthrazyklins, meist Daunorubicin, mit Cytosin-Arabinosid. Oft werden zur Induktion standardmäßig zwei Zyklen verabreicht (Doppel-Induktion). Zur Konsolidierung kommen je nach Risikoprofil hochdosiertes Cytosin-Arabinosid oder eine Kombination aus weiteren Zytostatika in Frage, eventuell auch hochdosierte Chemotherapie mit einer autologen Stammzelltransplantation oder eine allogene Stammzelltransplantation.

Chemotherapie wird bei akuten Leukämien typischerweise in Zyklen verabreicht, oft an der Grenze der biologischen Belastbarkeit. Bei spezieller Indikation wird zusätzlich Strahlentherapie verabreicht. Die meisten Patienten durchlaufen mehrere Phasen von Panzytopenie mit einem hohem Risiko für lebensbedrohliche Infektionen und Blutungen. Diese Komplikationen sind die wichtigsten Ursachen für Morbidität und Mortalität, insbesondere wenn die Therapie nicht im ersten Anlauf zur Remission führt (mit Erholung der normalen Hämatopoese). Je nach biologischem Risikoprofil der Patienten beschränkt sich die Therapie nach Erreichen der Remission auf zyklische Gaben von Zytostatika in bewährter Kombination, bei akuter lymphatischer Leukämie gefolgt von einer Erhaltungstherapie. Alternativ wird zur Konsolidierung eine Hochdosistherapie mit autologer Stammzelltransplantation angeboten. Diese hat den Vorteil, dass eine etwaige Resistenz von Leukämiezellen mittels höherer, sonst supraletaler Dosierung geeigneter Zytostatika oder Strahlentherapie durchbrochen werden kann. Die sonst dosislimitierende hämatologische Toxizität wird umgangen, indem dem Patienten zunächst ausreichend viele hämatologische Vorläuferzellen (Stammzellen) entnommen werden. Hierzu müssen die Patienten ausreichend viele Stammzellen aus dem Knochenmark ins periphere Blut übertreten lassen (zu „mobilisieren"), wo sie dann mittels Stammzellapherese herausfiltriert werden können. Bei vielen Patienten in Remission gelingt die Stammzellmobilisierung nach Verabreichung koloniebildender Wachstumsfaktoren für Granulozyten (G-CSF). Nach Verabreichung der Hochdosistherapie werden die Stammzellen dem Patienten reinfundiert. Die hämatologische Erholung tritt dann typischerweise innerhalb 15 bis 21 Tagen ein. Bei entsprechend ausgewählten, biologisch vitalen Patienten liegt die Mortalität dieses Behandlungsprinzips bei unter 2 % (Marks et al. 2006).

Die allogene Stammzelltransplantation ist vordergründig ähnlich dem Prinzip der autologen Transplantation, setzt aber die Identifikation eines geeigneten gesunden Spenders voraus, der dem Gewebetyp (HLA-Typ) des Empfängers möglichst identisch ist. Die Gabe intakter Stammzellen erlaubt die Verabreichung hochdosierter zytostatischer Therapien und Ganzkörperbestrahlungen, die ohne Ersatz der so zerstörten Hämatopoese nicht überlebt werden könnten (myeloablative Vorbehandlung). Eine solche supraletale Therapie ist aber nur eine mögliche Variante bzw. nur ein Bestandteil der Wirkung der allogenen Transplantation. Eine andere, teils wichtigere Teilwirkung ist immunologischer Art. Zusammen mit den Vorläuferzellen für die Hämatopoese werden immer auch immunkompetente Lymphozyten übertragen. Während die hämatopoetischen Stammzellen die langfristige Regeneration eines blutbildenden Systems ermöglichen, können die übertragenen Lymphozyten die verbliebenen Leukämiezellen (oder auch andere maligne Zellen) erkennen und oft völlig vernichten (sogenannter Transplantat-gegen-Leukämie-Effekt, auch Graft-versus-Leukemia-Effekt GvL). Die Häufigkeit und Intensität dieser erwünschten Wirkung ist bei den verschiedenen Leukämiearten unterschiedlich stark. Relativ deutlich nachweisbar ist sie bei akuten lymphatischen Leukämien mit dem Philadelphia-Chromosom. Die Existenz der GvL-Wirkung hat auf dem Gebiet der allogenen Blutstammzelltransplantation zu Verfahren mit geminderter Vorbehandlung geführt (reduced intensity conditioning), mit dem Ziel, das Immunsystem des Empfängers nur so weit zu behindern, dass es das Transplantat akzeptiert, als die maligne Erkrankung selbst mit der Vorbehandlung zu eradizieren. Gleichgültig, ob eine allogene Transplantation mit herkömmlicher, myeloablativer Vorbehandlung einhergeht oder mit reduzierter Intensität, das Problem der allogenen Transplantation liegt in den unerwünschten Langzeitfolgen für das Immunsystem. Die gefährlichste Komplikation ist eine Attacke der übertragenen immunkompetenten Lymphozyten auf gesunde Organe des neuen Wirtes (akute bzw. chronische Transplantat-gegen-Wirt-Reaktion, auch Graft-versus-Host-Disease, GvHD). Patienten mit GvHD haben eine ausgeprägte Schwäche der Immunkompetenz. Alle Empfänger eines allogenen Blutstammzelltransplantats brauchen daher eine langfristige prophylaktische Behandlung mit immunsuppressiven Mitteln, um die gefährliche GvHD möglichst gar nicht erst aufkommen zu lassen. Im Idealfall erleben Empfänger eines allogenen Transplantats nur den GvL-Effekt, ohne GvH-Krankheit. Bei gut ausgewählten Spender-Empfänger-Konstellationen führt dies nicht nur zu weniger Rezidiven, sondern auch zu einer durchschnittlichen Besserung des Gesamtüberlebens (Marks et al. 2006; Fielding et al. 2009).

2.1.3 Neutropenie

2.1.3.1 Infektionsgefährdung bei Neutropenie

Die Ursachen für die Infektionsgefährdung bei Patienten mit akuter Leukämie liegen zum einen in der Erkrankung selbst und zum anderen in der Behandlung:

- Die durch die Erkrankung ausgelöste Reifungshemmung im frühen Stadium der Hämatopoese unterdrückt die Entwicklung von reifen Blutzellen zugunsten von funktionslosen Blasten. Die Folge ist, dass die Zellen des peripheren Blutes gegenüber den Normwerten vermindert sein können, eine Panzytopenie (Anämie, Thrombozytopenie und Granulozytopenie), die sich in einer Blutungsneigung, in Leistungsabfall und schneller Ermüdbarkeit aufgrund einer mangelhaften Sauerstoffversorgung des Körpers sowie in einer Infektionsneigung äußern kann.

- Die Behandlung der Patienten mit Zytostatika und zum Teil mit Strahlentherapie führt zu einer Hemmung des Zellwachstums vor allem bei sich schnell teilenden Zellen. Zu diesen gehören die Zellen des blutbildenden Systems, so dass auch die Behandlung in aller Regel zu einer Panzytopenie des peripheren Blutes führt.

Die derart ausgelöste Leukopenie führt weiter zu einer Infektionsgefährdung der Patienten. In den meisten Fällen liegt eine Verminderung von neutrophilen Granulozyten vor (neutrophile Granulozytopenie, oder einfacher: Neutropenie). Eine Verminderung der Lymphozyten (Lymphopenie) führt hingegen selten zu einer verminderten Gesamtleukozytenzahl (Leukopenie) (Sliwa et al. 2008). Die Häufigkeit und Schwere von Infektionen sind umgekehrt proportional zur Anzahl von Neutrophilen im Blut. Unterhalb eines Wertes von 500 neutrophilen Granulozyten pro mm^3 nimmt das Risiko einer Infektion signifikant zu (Bodey et al. 1966; Schimpff 1986). Die folgende Übersicht zeigt die Definition der Neutropenie sowie die Einteilung in Risikogruppen:

„Definition Neutropenie (Granulozytopenie): Neutrophile Granulozyten (Segment- und Stabkernige) <500/mm^3 oder <1000/mm^3 mit erwartetem Abfall <500/mm^3 innerhalb der nächsten 2 Tage

Risikozuordnung der Patienten nach erwarteter Neutropeniedauer und Risikofaktoren

Niedrigrisiko:	Neutropeniedauer bis 5 Tage [...]
Mittleres Risiko:	Neutropeniedauer 6-9 Tage
Hochrisiko:	Neutropeniedauer ab 10 Tage" (Link et al. 2006).

Patienten der Niedrigrisiko-Gruppe können bei Auftreten von Komplikationen in eine höhere Risikogruppe eingeordnet werden.

Bei neutropenischen Patienten ist Fieber oft das einzige Zeichen einer Infektion (Pizzo 1993). Im Zusammenhang mit einer Chemotherapie-assoziierten Neutropenie ist Fieber in hohem Maße auf eine Infektion zurückzuführen (DiNubile 1995). Jedoch lässt sich bei etwa der Hälfte aller febrilen Patienten in Neutropenie kein Erreger nachweisen (Link et al. 2003). Etwa 10 % bis 20 % aller Patienten mit einer Neutropenie unter 100 pro mm^3 entwickeln eine Sepsis (Schimpff 1986). Die Mortalität durch Infektionen bei Chemotherapiebedingter Neutropenie beträgt 2,8 % (Kuderer et al. 2007).

Die Schleimhäute des Gastrointestinaltrakts, des Respirationstrakts und des Genitourinaltrakts sowie die Haut bilden die erste Barriere gegen eine Reihe von Krankheitserregern. Die Hautbarriere kann durch invasive Hilfsmittel wie zum Beispiel Venenkatheter durchbrochen sein, wodurch die lokale Flora unter die Haut wandern kann, während die Schleimhäute durch Chemotherapie und Bestrahlung geschädigt werden können und somit ihre Barriereeigenschaften verlieren. Somit können sowohl die eigene Bakterienflora der Patienten in Form von opportunistischen Infektionen als auch Krankenhauskeime in Form von nosokomialen Infektionen Erkrankungen verursachen. Weitere Faktoren, die eine Infektion begünstigen, sind Splenektomie (Milzexstirpation) bzw. funktionelle Asplenie, Corticosteroide sowie Stammzelltransplantationen (Segal et al. 2009).

Die primären Erreger in Neutropenie sind Bakterien, wohingegen resistente Bakterien, Pilze und Viren meist Sekundärinfektionen verursachen, die bei einer bestehenden bakteriellen Infektion zusätzlich auftreten.

Die häufigsten Infektionsorte bei neutropenischen Patienten sind:
- Lungeninfektionen
- Abdominelle Infektionen
- Venenkatheterassoziierte Infektionen
- Harnwegsinfektionen
- Wundinfektionen.

Infektionen in der febrilen Neutropenie lassen sich kategorisieren in:
1. Fieber unklarer Genese (auch: unerklärtes Fieber)
2. Klinisch gesicherte Infektion
3. Mikrobiologisch gesicherte Infektion mit oder ohne Bakteriämie.

Nachfolgend werden die Begriffe definiert.

Fieber unklarer Genese:

"*Als unerklärtes Fieber ("fever of unknown origin", FUO) wird neu aufgetretenes Fieber ohne richtungweisende klinische oder mikrobiologische Infektionsbefunde gewertet: Fieber einmalig (oral), ohne erkennbare Ursache, von >/= 38,3 °C oder >/= 38,0 °C für mindestens eine Stunde anhaltend oder zweimal innerhalb von 12 Stunden; dieses Fieber muss als Infektionszeichen gewertet werden.*" (Link et al. 2006)

Klinisch gesicherte Infektion:

"*Als klinisch gesicherte Infektion gilt Fieber in Verbindung mit einem diagnostisch eindeutigen lokalisierten Befund, beispielsweise einer Pneumonie oder einer Haut-Bindegewebe-Infektion, dessen mikrobiologische Pathogenese jedoch nicht bewiesen werden kann oder die einer Untersuchung nicht zugänglich ist.*" (Link et al. 2006)

Mikrobiologisch gesicherte Infektion:

"*Eine mikrobiologisch gesicherte Infektion liegt vor, wenn neben einem lokalisierbaren Infektionsbefund ein zeitlich und mikrobiologisch plausibler Erregernachweis gelingt oder wenn Infektionserreger in der Blutkultur auch ohne lokalisierten Infektionsherd nachweisbar sind.*" (Link et al. 2006)

Die Infektionserreger kommen prinzipiell aus zwei Quellen:

1. Die wichtigste Quelle ist die eigene mikrobielle Flora der Patienten. Diese Keime sind bei guter Abwehrlage nicht pathogen. In der Neutropenie können diese Erreger jedoch die Abwehrschranke überwinden und eine Infektion verursachen (opportunistische Krankheitserreger). Es müssen daher die meisten aeroben und wenige anaerobe Bakterien der natürlichen mikrobiellen Flora als potentiell pathogen betrachtet werden.

2. Die zweite Quelle sind Keime aus der Umgebung der Patienten, zum Beispiel Krankheitserreger, die durch körperlichen Kontakt oder Aerosol-/Tröpfchenbildung vom Kli-

nikpersonal oder von Besuchern übertragen werden, oder Krankheitserreger aus der Luft, aus dem Wasser, aus der Nahrung oder sonstigen Reservoiren.

In der medizinischen Supportivtherapie der akuten Leukämien spielen die Infektionsprophylaxe und -therapie sowie die Applikation von Blutbestandteilen (Erythrozyten, Thrombozyten) die wesentliche Rolle. Die Methoden zur Infektionsprophylaxe konzentrieren sich darauf, einerseits die Keime der endogenen Flora der Patienten zu reduzieren und die Besiedlung mit exogenen Keimen zu vermeiden und andererseits die Dauer der Gefährdung durch Neutropenie zu vermindern (z. B. durch Wachstumshormone für Granulozyten wie G-CSF oder durch eine Stammzelltransplantation).

Insbesondere die Prophylaxe und Behandlung von Infektionen spielt bei der Mortalität eine große Rolle. Die Frühmortalität während der Induktionsphase der AML-Therapie liegt zwischen 13 % und 33 %, bei der ALL zwischen 3 % und 20 %, mit einer starken Korrelation mit dem Alter bei beiden Erkrankungsformen. Die Haupttodesursache sind Infektionen, entweder als bakterielle Sepsis oder als Pilzinfektion. Die Mortalität aufgrund von Blutungen und Organschädigungen spielt gegenüber der Mortalität durch Infektionen eine untergeordnete Rolle (Hoelzer et al. 2006; Atallah et al. 2007).

2.1.3.2 Pflege bei Neutropenie

Da Infektionen eine der wichtigsten Ursachen für Morbidität und Mortalität bei Patienten mit akuter Leukämie darstellen (Maschmeyer et al. 2009), kommt der Pflege bei Neutropenie, insbesondere der Infektionsprophylaxe eine wichtige Rolle zu. Aufgrund der Durchbrechung der natürlichen Hautbarriere durch lang liegende zentrale Venenkatheter sowie der Durchbrechung der natürlichen Schleimhautbarrieren durch Zytostatika und Strahlentherapie werden bei diesem Patienten mit stark geschwächter Abwehrlage Eintrittspforten für pathogene Keime sowie ursprünglich nicht pathogene körpereigene Erreger (opportunistische Infektionen) geöffnet. Daher ist es für die Pflege und das gesamte therapeutische Team, für die Patienten selbst und ihre Angehörigen besonders wichtig, Maßnahmen zur Infektionsprophylaxe zu treffen und auch auf Anzeichen einer möglichen Infektion zu achten, damit entsprechende Therapien rechtzeitig eingeleitet werden können.

Die wichtigsten Aufgaben der Pflege bei Neutropenie sind:

1. Infektionsprophylaxe

2. Krankenbeobachtung
3. Pflege bei Infektionen
4. Kommunikation und Patientenberatung sowie Unterstützung der Selbstpflege bei allen Maßnahmen.

Die in der onkologischen Pflegepraxis üblichen Maßnahmen zur Infektionsprophylaxe bei Patienten mit Neutropenie (Margulies et al. 2006, S. 354ff; Bäumer et al. 2008, S. 189ff) können wie folgt kategorisiert werden.

1. Allgemeine Maßnahmen
    - Unterbringung in Einzel- oder Zwei-Bett-Zimmern
    - Vermeidung des Kontakts mit infektiösen Patienten und Besuchern
    - Vermeidung des Kontakts mit Kindern unter 12 Jahren
2. Hygienische Maßnahmen
    - Umkehrisolation: Händedesinfektion, Mundschutz (Personal bei Betreten des Zimmers, Patient bei Verlassen des Zimmers), Überkittel
    - Spezielle Zimmerhygiene
3. Spezielle Pflege
    - besondere Pflege von Einstichstellen (Braunülen, Venenkatheter etc.): Sorgfältigkeit beim Punktieren, Verwendung aseptischer Materialien, häufiger und regelmäßiger Verbandswechsel, strenge Wahrung der Asepsis, besondere Verbandstechniken
    - Vermeidung invasiver Prozeduren
    - spezielle Mundpflege zur Prophylaxe und Therapie von Mukositis
    - spezielle Körperpflege, insbesondere Intimpflege
    - spezielle Auswahl und Zubereitung von Speisen und Getränken
4. Umweltmaßnahmen
    - HEPA-Filter zur Luftreinigung
    - Wasserfilter
5. Krankenbeobachtung
    - Haut und Schleimhäute

- Kathetereintrittsstellen
- Körpertemperatur/Fieber
- Schmerzen
- Sonstige Infektionszeichen (z. B. Husten, Atemnot, Diarrhö, Druckempfindlichkeit, Schmerzen beim Wasserlassen)
- Vitalzeichen.

Einige Pflegestandards, in denen diese Maßnahmen dokumentiert sind, sind auf der Internetseite des Kompetenznetzes Leukämien veröffentlicht[7].

Für die meisten dieser Maßnahmen ist die Evidenzbasis gering, einige Maßnahmen sind jedoch gut evidenzbasiert. Auch wenn zum Teil keine speziellen Forschungsergebnisse zur Patientengruppe der neutropenischen Patienten vorliegt, können jedoch Empfehlungen zur allgemeinen Krankenhaushygiene auf die Pflege neutropenischer Patienten übertragen werden.

Übersicht über pflegerische Maßnahmen zur Infektionsprophylaxe:

- Es ist üblich, Patienten mit Neutropenie in Einzel- oder Zweibettzimmern zu isolieren sowie Personal und Besuchern vorzuschreiben, die Hände zu desinfizieren, einen Mundschutz zu tragen und einen Einmalkittel anzuziehen. Bezüglich dieser Umkehrisolation wurden lediglich zwei kontrollierte Studien durchgeführt, beide mit dem Ergebnis, dass in den Endpunkten (a) Infektionsrate, (b) Tage mit Fieber, (c) Tage bis zur erstmaligen Verwendung systemischer Antibiotika beziehungsweise Antimykotika keine signifikanten Unterschiede zu finden waren (Nauseef et al. 1981; Mank et al. 2003). In beiden Studien war die Fallzahl sehr gering, die Studien wurden nicht als Äquivalenzstudien konzipiert, und es wurden auch keine Fallzahlschätzungen durchgeführt. Die Studienqualität ist bei beiden Studien nicht ausreichend hoch, um daraus Empfehlungen für die Praxis ableiten zu können. Da keine Evidenz zur Unterstützung der Umkehrisolation vorliegt, wird diese Maßnahme in einigen Publikationen auch nicht mehr empfohlen (Sehulster et al. 2003; Shelton 2003; Larson et al. 2004). Dennoch werden in der Praxis diese Maßnahmen weiterhin mit der Begründung durchgeführt, dass die Exposition von neutropenischen Patienten gegenüber einer potenziell pathogenen Umgebung möglichst gering sein sollte.

---

[7] http://www.kompetenznetz-leukaemie.de/content/pflegepersonal/pflegestandards/

- Die Hände von Klinikpersonal sind der wichtigste Überträger von pathogenen Keimen im Krankenhaus (Larson 1988; Pittet et al. 1999). Daher zählt die Händehygiene zu den wichtigsten Interventionen zur Prävention von Krankenhausinfektionen. Bezüglich der Händehygiene (Hände waschen, Händedesinfektion, Schutzhandschuhe) liegen gut fundierte Empfehlungen auf einer breiten Evidenzbasis vor (Kramer et al. 2000).
- Zentrale Venenkatheter sind die üblichen Gefäßzugänge bei Patienten mit akuter Leukämie. Sie sind auch für mehr als 90 % aller durch Gefäßzugänge verursachten Infektionen verantwortlich. Infektionen über zentrale Venenkatheter können auf drei Arten entstehen: Erstens kann die Kolonisation des Katheters von der Einstichstelle ausgehen, das heißt, dass Keime der natürlichen Hautflora entlang der Außenseite des Katheters in die Tiefe wandern; zweitens können die Keime, insbesondere bei längerer Liegedauer des Katheters, durch Manipulationen am Infusionssystem oder durch Kontamination der Infusionsflüssigkeit in das Katheterlumen gelangen; drittens können katheterferne Infektionsherde über das Blut an den Katheter gelangen. Bezüglich der Prävention Gefäßkatheter-assoziierter Infektionen liegen gut fundierte Empfehlungen auf einer breiten Evidenzbasis vor (Trautmann 2002).
- Harnwegsinfektionen zählen zu den häufigsten nosokomialen Infektionen im Krankenhaus. Die tägliche Inzidenz einer neu erworbenen Bakteriurie bei liegendem Harnwegskatheter liegt zwischen 3 % und 10 %. Nach etwa einem Monat mit Blasenverweilkatheter ist somit bei der Mehrzahl der Patienten eine Bakteriurie vorhanden (Warren 1997). Sofern bei neutropenischen Patienten ein Harnwegskatheter vorliegt, sind die entsprechenden Empfehlungen zur Prävention von katheterassoziierten Harnwegsinfektionen anzuwenden (Martius et al. 1999).
- Ungekochte, nicht ultrahocherhitzte oder mindestens pasteurisierte Nahrungsmittel können während der Neutropenie Keime übertragen. Es ist daher gängige Praxis, dass neutropenische Patienten auf ungekochtes oder ungeschältes Obst, rohes Gemüse und andere Keimträger, wie zum Beispiel auch Gewürze, verzichten sollen. Die Evidenzbasis für diese Maßnahmen ist jedoch sehr dünn. Da diätetische Maßnahmen auch in Studien häufig gemeinsam mit anderen Maßnahmen, wie zum Beispiel der Umkehrisolierung, durchgeführt werden, ist eine isolierte Einschätzung der Wirksamkeit kaum möglich (Larson et al. 2004; Zitella et al. 2006).

- Zur Reduktion der Keime im Patientenzimmer sowie auf den Fluren ist häufig das Mitbringen und Aufstellen von Blumen und Pflanzen nicht gestattet. Es gibt keine Untersuchungen, die diese Maßnahme stützen. Dennoch wird sie in Leitlinien aufgenommen und ist gängige Praxis, gestützt jedoch nur durch Expertenmeinungen (Sehulster et al. 2003).
- Viele Zytostatika wie auch die Strahlentherapie schädigen die Schleimhaut des Gastrointestinaltrakts. Die Mukositis zählt zu den wichtigsten frühen Nebenwirkungen der Tumorbehandlung. Sie ist ein häufiger Grund für eine Begrenzung der verabreichten Dosis (Dosislimitierung). Zudem ist bei neutropenischen Patienten die Mukositis ein Risikofaktor für die lebensbedrohliche Sepsis. Zur Prävention der oralen Mukositis sind eine intensivierte allgemeine Mundpflege sowie regelmäßige Mundspülungen mit verschiedenen Lösungen üblich. Einige Interventionen haben sich in Studien als wirksam zur Prävention beziehungsweise Reduktion des Schweregrades der Mukositis erwiesen[8]: Mundspülungen mit Amifostin, chinesische Medizin, Mundspülungen mit hydrolytischen Enzymen, das Lutschen von Eiswürfeln, Benzydamin-Mundspülungen, die allgemeine Mundpflege sowie weitere. Etliche dieser Maßnahmen sind nicht durch mehrere Studien ausreichend gesichert, so dass weitere Forschung, insbesondere aufgrund des hohen Risikos der Mukositis für Morbidität und Mortalität, erforderlich ist (Worthington et al. 2007).

2.1.3.3 Pilzinfektionen bei Patienten mit akuter Leukämie

Invasive Pilzinfektionen sind eine führende Ursache für infektionsbedingte Mortalität bei Krebspatienten mit einer langen Neutropeniedauer sowie bei Patienten mit einer Graft-versus-Host-Reaktion im Rahmen einer allogenen Stammzelltransplantation. Die wichtigsten Pilzinfektionen sind invasive Aspergillose und disseminierte Candidosen. Hierbei handelt es sich um opportunistische Erkrankungen, denn solange die Abwehrlage der Patienten stabil ist, können diese Krankheitserreger vom Immunsystem erfolgreich abgewehrt werden. Erst wenn das Immunsystem geschädigt ist, treten diese Infektionen auf. Die Epidemiologie der Pilzinfektionen hat sich über die Jahrzehnte deutlich verändert. Vor Einführung der Fluconazol-Prophylaxe waren invasive Candidosen die häufigsten Pilzinfektionen

---

[8] Nach Stärke der Evidenz in absteigender Reihenfolge.

bei Leukämie-Patienten. Mittlerweile ist die Häufigkeit der Candidosen zurückgegangen (Wald et al. 1997; van Burik et al. 1998), während die Inzidenz und Prävalenz der Aspergillose und anderer seltenerer Pilzinfektionen, so Infektionen mit Zygomycetes (Chamilos et al. 2006), Fusarium spp. (Boutati et al. 1997) und Scedosporium spp (Walsh et al. 2004; Neofytos et al. 2009) zugenommen hat.

Bei Patienten mit akuter Leukämie werden vier Strategien zur Prävention und Behandlung invasiver Pilzinfektionen unterschieden (vgl. Segal et al. 2007):

1. Prophylaxe: Maßnahmen zur Vermeidung einer Infektion.
2. Empirische Therapie: Einleitung einer antimykotischen Behandlung, wenn neutropenische Patienten mit Fieber therapierefraktär auf Antibiotika sind.
3. Präemptive Therapie: Einleitung einer antimykotischen Behandlung, wenn neutropenische Patienten mit Fieber therapierefraktär auf Antibiotika sind und sich zudem radiologische oder serologische Anzeichen einer invasiven Mykose zeigen.
4. Therapie einer bekannten Pilzinfektion: Therapie einer wahrscheinlichen oder nachgewiesenen invasiven Mykose (gemäß Ascioglu et al. 2002).

Die empirische und die präemptive Antimykotika-Therapie bei neutropenischen Fieber sind gut untersucht und werden in Leitlinien empfohlen (Hughes et al. 2002; Segal et al. 2009). Sie sind auch klinisch gut begründet aufgrund der häufig nicht ausreichenden Diagnostik, unsicherer prophylaktischer Maßnahmen sowie wegen der hohen Morbidität und Mortalität, die durch invasive Mykosen verursacht wird, und der daraus folgenden Notwendigkeit eines schnellen klinischen Eingreifens. Obwohl neutropenisches Fieber immer ein Grund zur genauen Diagnostik ist, wird mittlerweile empfohlen, das Fieber allein als ausschlaggebend für weitere klinische Entscheidungen anzusehen (Segal et al. 2007).

2.2 Invasive pulmonale Aspergillose

2.2.1 Aspergillus

2.2.1.1 Taxonomie, Morphologie und Vermehrung

Aspergillus wurde 1729 von dem italienischen Priester und Biologen Pier Antonio Micheli (geboren am 11.12.1679 in Florenz; gestorben am 01.01.1737 in Florenz) erstmals in seiner Schrift *Nova plantarum genera* (Micheli 1729) beschrieben (siehe Abb. 4).

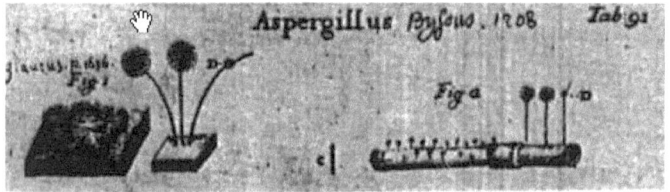

Abb. 4: Erste publizierte Zeichnung eines Aspergillus (Micheli, 1729)[9]

Nova plantarum genera wird als der Beginn der wissenschaftlichen Mykologie, d. h. der Wissenschaft von den Pilzen, bezeichnet (Van den Bossche et al. 1988, S. 1). Das mikroskopische Bild des Pilzes erinnerte Micheli an einen Aspergill (Weihwasserwedel), daher der wissenschaftliche Name *Aspergillus*; zudem erinnert das Bild des Pilzes an einen Gießkannenkopf, aus dem gerade Wasser austritt, daher der deutsche Name *Gießkannenschimmel* (siehe Abb. 5).

---

[9] Bildnachweis: Van den Bossche, H.; Mackenzie, D. Cauwenbergh, G. (1988): Aspergillus and aspergillosis, Springer. S. 1.

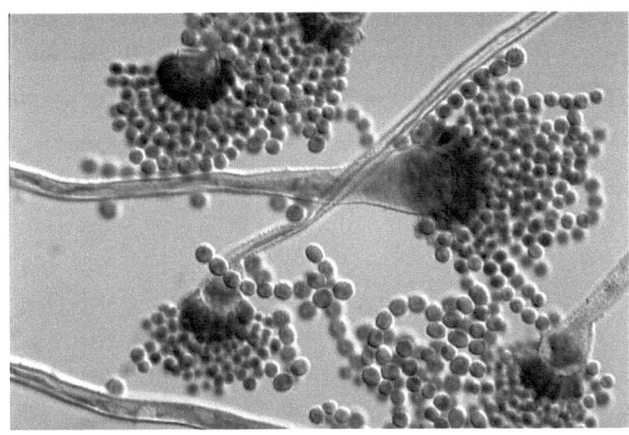

Abb. 5: Aspergillus flavus[10]

In der biologischen Taxonomie (Tab. 1) zählt Aspergillus zum Reich der *Pilze (Fungi)* und damit zu jenen Lebewesen, deren Zellen einen Zellkern sowie Mitochondrien besitzen (Eukaryoten). Das Reich der *Pilze* bildet neben den Reichen der *Tiere* und der *Pflanzen* ein eigenes Reich. Pilze haben mit Pflanzen gemeinsam, dass ihre Zellen eine Zellwand aus Zellulose besitzen, und mit Tieren, dass sie ihre Energie nicht aus der Photosynthese gewinnen können, da ihre Zellen u. a. keine Chloroplasten enthalten. Aspergillus ist eine Schimmelpilzgattung in der Abteilung der Schlauchpilze (Ascomycota), deren Namen darauf verweist, dass sie schlauchartige Fortpflanzungsorgane entwickeln. Die Gattung Aspergillus enthält derzeit rund 260 Arten (Kück et al. 2009).

Tab. 1: Biologische Taxonomie der Aspergillus-Arten

Reich:	Fungi
Abteilung:	Ascomycota
Ordnung:	Eurotialen
Familie:	Trichocomaceae
Gattung:	Aspergillus

Schimmelpilze kommen ubiquitär vor, an der Antarktis wie auch in der Sahara; sie sind im Wasser, im Erdboden sowie in der Luft vorzufinden; der Erdboden ist jedoch das Hauptre-

---

[10] Bildnachweis: http://www.clt.astate.edu/mhuss/Aspergillus%20flavus%20pict.jpg (vom 21.02.2009)

servoir der Schimmelpilze. Sie spielen eine wichtige Rolle bei der Verrottung abgestorbener Organismen, vor allem im Erdreich (saprophytische Lebensweise). Sie können aber auch lebendes organisches Gewebe besiedeln (parasitäre Lebensweise). Es sind aerobe Lebewesen, die in fast allen sauerstoffreichen Umgebungen leben.

Morphologisch gesehen handelt es sich bei Aspergillus spp. um Fadenpilze, die ein Geflecht aus Pilzfäden bilden, den Hyphen (vgl. Abb. 6).

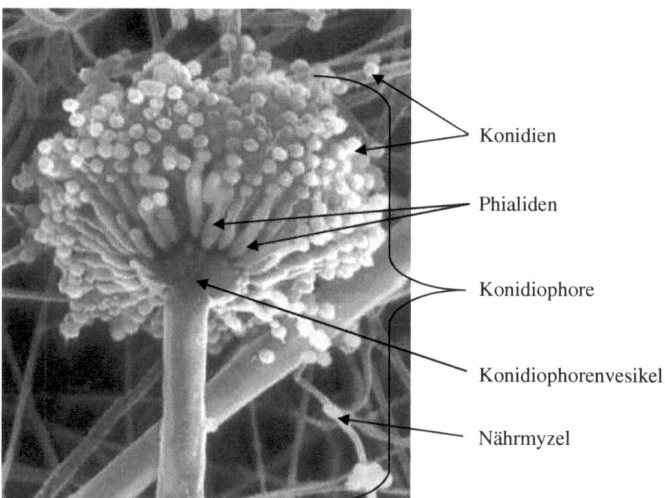

Abb. 6: Aspergillus niger[11]

Die Hyphen haben einen Durchmesser von 2 bis 100 µm. Das dabei entstehende Geflecht wird als Myzel bezeichnet; die der Ernährung des Pilzes dienenden Hyphen bilden das *Nährmyzel*. Charakteristische Kennzeichen zur Identifizierung von Aspergillen sind die *Konidiophoren* und die *Konidien*. Konidiophoren bilden sich aus einer Fußzelle, die aus dem Myzel gebildet wird und dienen dem Pilz zur Fortpflanzung. Sie bilden am Ende ein abgerundetes Bläschen (*Konidiophorenvesikel*). Diesem Vesikel sitzen Konidien bildende *Phialiden* auf, längliche Ausstülpungen, welche die Konidien in langen Ketten abschnüren. *Konidien* sind asexuelle Sporen, die der Vermehrung und Verbreitung der Pilze dienen. Sie

---

[11] Bildnachweis: http://www.eurobloodsubstitutes.com/images/niger.jpg (vom 17.18.2009). Eigene Beschriftung.

sind 2 bis 3 µm groß. Aspergillus spp. sind im Allgemeinen Wärme liebend. So kann A. fumigatus noch bei Temperaturen bis zu 55°C wachsen und Temperaturen bis zu 70°C überleben. Jede einzelne Konidiophore ist in der Lage, eine Vielzahl an Sporen zu bilden, die schon durch leichteste Luftbewegungen abgelöst werden können. Mit der Luft können sie über große Entfernungen hinweg transportiert werden (Kück et al. 2009).

Der Lebenszyklus eines Aspergillus beginnt unter dem Vorhandensein von geeigneten Nährstoffen, Wasser und anderen Faktoren mit der Auskeimung ruhender Sporen (Konidien). Ist die Auskeimung ausgelöst, beginnt das Anschwellen der Sporen, und es kommt zu einer Umorganisation der Zellwand. Wenige Stunden später erscheinen die ersten Keimschläuche, die durch ein polarisiertes Wachstum gekennzeichnet sind. Dieses Wachstum führt zur Hyphenbildung und letztendlich zur Myzelbildung. Bei direktem Kontakt zur Luft wachsen manche Verzweigungen zu einer Konidiophore heran, die dann wiederum Konidien abschnürt. Diese können durch die Luft wiederum in die Umwelt gelangen und erneut den Zyklus in Gang setzen. Es ist kein sexuelles Vermehrungsstadium von Aspergillus bekannt, die Fähigkeit der sexuellen Fortpflanzung ging während der Evolution verloren. Die Konidien enthalten einen einzelnen haploiden Zellkern (einfacher Chromosomensatz) (Hahn et al. 2008).

2.2.1.2 Pathogenität

Obwohl es rund 260 Arten von Aspergillus gibt, ist *Aspergillus fumigatus* für etwa 90 % der humanen Pathologie ursächlich und kann sowohl allergische Sensibilisierungen als auch Aspergillome oder lebensbedrohliche systemische Infektionen (invasive Erkrankungen) verursachen. Neben Aspergillus fumigatus können auch Aspergillus flavus, Aspergillus terreus und Aspergillus niger als weitere Erreger nachgewiesen werden. Invasive Mykosen treten vor allem bei Patienten mit Immundefizienz auf, wobei diese angeboren, erworben oder iatrogen sein kann (Denning 1998).

Aspergillosen werden in drei klinisch-pathologische Formen eingeteilt (Latge 1999):

a) Aspergillusallergie (allergische Aspergillose, wie z. B. die allergisch bronchopulmonale Aspergillose)

b) Aspergillom (solitäre Kolonien bildende Aspergillose, d.h. eine Pilzbesiedelung von belüfteten Hohlräumen)

c) Invasive Aspergillose (Destruktion des Epithels und angrenzender Gewebestrukturen).

Die Formen a) und b) verhalten sich nicht sehr aggressiv, sind nicht destruierend und kommen bei immunkompetenten Individuen vor. Die Form c) tritt meist bei immunsupprimierten Patienten auf und zeigt einen aggressiven klinischen Verlauf. Auch fulminante Verläufe mit tödlichem Ausgang wurden beschrieben.

Ad a) Aspergillusallergie

Bei der Hauptform der Aspergillusallergie, der allergisch-bronchopulmonalen Aspergillose (ABPA), kommt es infolge einer Besiedlung des Bronchial- und Alveolarraumes mit Aspergillus fumigatus zu einer Allergisierung gegenüber diesem Erreger mit klinischer Manifestation in den Atemwegen. Wesentlich seltener wird eine ABPA durch Aspergillus clavatus, Aspergillus flavus, Aspergillus terreus, Aspergillus nidulans, Aspergillus niger oder andere Schimmelpilze verursacht. Als prädisponierende Faktoren kommen in Frage: Vorschädigung der Lunge durch andere Grunderkrankungen wie z.B. durch eine zystische Fibrose, atopische Reaktionslage, lang andauernde und hochdosierte Therapie mit breitwirksamen Antibiotika sowie Antibiotika-Inhalationen. Die allergische bronchopulmonale Aspergillose zählt zu den pulmonalen Sonderproblemen bei zystischer Fibrose. Die Aspergillus-Konidien können mit einem Durchmesser von 3–5 µm die Bronchien gut passieren und kolonisieren den feucht-warmen Respirationstrakt von Fibrose-Patienten, begünstigt durch zähes Sekret, vorgeschädigte Mukosa und herabgesetzte mukoziliäre Clearance, auch bei niedriger Sauerstoffsättigung. Aspergillussporen keimen im Mukus (Schleim) der Atemwege, Myzelen wachsen auch in der Schleimhaut (Greenberger 2002).

Führt man bei Asthma-Patienten ein Screening durch, so liegt die Prävalenz der allergisch bronchopulmonalen Aspergillose (ABPA) bei 1% bis 2% (Greenberger et al. 1988); es wurden jedoch auch deutlich höhere Prävalenzen publiziert, z. B. 28% (Schwartz et al. 1991). Bis zu 20% der Asmathiker erkranken im Verlauf ihres Lebens. ABPA kommt auch bei Patienten mit zystischer Fibrose gehäuft vor, ganz besonders dann, wenn sie das Jugend- oder Erwachsenenalter erreichen. Bei zystischer Fibrose schwanken die Angaben zur Prävalenz zwischen 2% und 15% (Greenberger 2002). Etwa jeder zweite Patient mit zystischer Fibrose wird im Laufe seines Lebens mit Aspergillus fumigatus kolonisiert

(Hemmann et al. 1998). In Einzelfällen ist ABPA mit einer Pilz-Infektion der Nasennebenhöhlen (Pilzsinusitis) assoziiert (deShazo et al. 1997).

Die Symptome der ABPA sind ähnlich denen bei Asthma: abwechselnde Perioden von Unwohlsein, Husten und pfeifenden Atemgeräuschen. Einige Patienten husten bräunliche Schleimbrocken aus. Die Diagnose wird durch Röntgen bzw. durch Untersuchungen von Sputum, Haut und Blut gestellt. Unbehandelt kann ABPA im weiteren Verlauf zu Lungenschäden (Fibrose) führen (Greenberger 2002).

Ad b) Aspergillom

Ein Aspergillom, auch „Pilzball" genannt, kann in präformierten Körperhöhlen auftreten, in der Lunge z. B. in infizierten Lungenemphysemblasen oder in Narbengewebe nach Entzündungen (etwa bei Tuberkulose oder Sarkoidose), in den oberen Atemwegen in chronisch obstruierten Nasennebenhöhlen. In den frühen 1950er Jahren war es die klassische Form der Aspergillose (Latgé 1999).

In den Nasennebenhöhlen wächst das Aspergillom nicht invasiv. Es ähnelt einem grünlich-schwarzen Stein, der aus nekrotischen Pilzmassen und aus verstoffwechseltem Calcium besteht. Anfängliche Symptome können eitrige Sekretion, Nasenbluten oder ein Druckgefühl auf der betroffenen Seite sein (Hahn et al. 2008).

Ein verbreitetes Symptom des Lungen-Aspergilloms ist Hämoptysis (Bluthusten). Ursache dafür ist die Disruption von Blutgefäßen in der Wand der Höhle oder von Bronchialarterien in der Nähe der Höhle, in der sich das Aspergillom befindet. Diese Blutungen können massiv oder sogar tödlich verlaufen (Chen et al. 1997). Häufig sind die Patienten jedoch symptomlos; das Aspergillom wird dann als Zufallsbefund beim Röntgen der Lunge entdeckt. Eine zunehmende Zahl an Aspergillomen entsteht, wenn bei immunsupprimierten Patienten eine Läsion einer invasiven Aspergillose in die Lungenoberfläche erodiert.

Ad c) Invasive Aspergillose

Invasive Aspergillus-Infektionen werden überwiegend durch Aspergillus fumigatus, seltener durch Aspergillus flavus, Aspergillus niger oder durch Aspergillus terreus hervorgerufen (Denning 1998). In aller Regel kommt es zu einer Transmission der Sporen über die

Luft. Von Aspergillus spp., die aus dem Trinkwassernetz isoliert worden sind, sind bislang keine nosokomialen Ausbrüche dokumentiert worden (Warris et al. 2001; Anaissie et al. 2002). Die häufigste Eintrittspforte stellen daher die Atemwege dar. Der weitere Verlauf wird maßgeblich durch die Kompetenz des Immunsystems bestimmt (Patterson et al. 2000; Wanke et al. 2000). Die invasive Aspergillose wurde zuerst 1953 von Rankin beschrieben (Rankin 1953).

Invasive Aspergillosen sind opportunistische Infektionen, d. h. Infektionen, die erst bei geschädigtem Immunsystem auftreten.

Es folgt eine Übersicht über Patientengruppen mit einem besonders hohen Risiko für eine invasive Aspergillose (nach Warnock et al. 2001):

- Patienten mit Granulozytopenie wie z.B. bei hämatologisch-onkologischen Grunderkrankungen,
- Patienten, die nach Transplantationen, wie z.B. Herz, Leber, Lunge oder Knochenmark, immunsupprimierende Medikamente einnehmen,
- Patienten mit angeborenen Immundefekten,
- Patienten nach iatrogener Immunsuppression wie z.B. im Rahmen einer Hochdosis-Chemotherapie mit Steroiden,
- Patienten mit Lungengewebsschäden wie z.B. Kavernenbildung nach Tuberkulose.

Es können folgende Formen der invasiven Aspergillose differenziert werden (Denning 1998; Stevens et al. 2000):

1. Akute invasive pulmonale Aspergillose (IPA)

   Die akute pulmonale Form der invasiven Aspergillose bietet klinisch ein ähnliches Bild wie die bakterielle Pneumonie und führt unbehandelt innerhalb von zwei Wochen zum Tode (Barnes et al. 1999). Die IPA wird weiter unten differenziert dargestellt.

2. Chronische invasive Aspergillose

   Die chronische Form ist seltener als die akute Form und tritt unter anderem bei Patienten mit AIDS (Acquired Immunodeficiency Syndrome) auf (Mouy et al. 1989; Denning 1998; van't Hek et al. 1998). Auch nach einer langandauernden Therapie mit

Kortikosteroiden (Kirsten et al. 1992) tritt die Chronische IA auf. Symptome wie Husten, Hämoptysen, aber auch Fieber, können mehrere Monate lang bestehen.

3. Aspergillus-Tracheobronchitis

Sie tritt vorrangig bei AIDS-Patienten sowie nach Lungentransplantationen auf (Kemper et al. 1993; Sole et al. 2005). Die milde Form äußert sich mit vermehrter Schleimproduktion und lokaler Entzündung. Vor allem nach Lungentransplantation werden schwerere Verläufe mit Ulzerationen und Ausbildung von Pseudomembranen beschrieben (Kramer et al. 1991).

4. Zerebrale Aspergillose

In 10 bis 20 % aller Fälle einer invasiven Aspergillose liegt eine zerebrale Manifestation vor (Denning 1998). Eine klinische Symptomatik tritt erst spät auf. Dabei äußern weniger immunsupprimierte Patienten lokale Beschwerden, z. B. Kopfschmerzen. Die Symptome stärker immunsupprimierter Patienten sind unspezifisch und können sich z. B. in mentalen Defiziten äußern.

5. Invasive Aspergillus-Sinusitis

Die akute invasive Aspergillus-Sinusitis kann bei Patienten nach Knochenmarktransplantationen bzw. Stammzelltransplantationen auftreten sowie bei langandauernder Neutropenie (Drakos et al. 1993). Sie äußert sich unspezifisch mit Fieber, Husten und Nasenbluten und kann zusammen mit einer invasiven pulmonalen Aspergillose auftreten. Die chronische invasive Aspergillus-Sinusitis tritt vor allem bei Patienten mit einem intakten Immunsystem auf (Polzehl et al. 2005). Die Symptomatik variiert je nach Fortschreiten der Erkrankung und kann sich in Sehstörungen und Kopfschmerzen äußern.

6. Disseminierte Aspergillose

Die disseminierte Aspergillose ist die schwerste Form der invasiven Aspergillose, bei der es zur Ausbreitung des Erregers im gesamten Körper und zur Infiltration in weitere Organe kommt. Am häufigsten sind die Leber, die Milz, die Haut sowie das Zentralnervensystem betroffen (Denning 1996).

2.2.2 Pathogenese

Die Pathogenese der invasiven pulmonalen Aspergillose ist ein Zusammenspiel aus virulenten Faktoren der Aspergillus-Arten und dem immunologischen Status der erkrankten Personen. Aspergillus-Konidien kommen weltweit vor und werden in der Regel bei jedem Atemzug eingeatmet. Von einem intakten Immunsystem wird Aspergillus abgewehrt, es kommt zu keinerlei Krankheitserscheinungen. Dieser harmlose Charakter von Aspergillus hat sich in den letzten 30 Jahren dramatisch verändert: Aspergillus fumigatus ist in definierten Patientenpopulationen mittlerweile ein höchst prävalentes Pathogen in entwickelten Ländern und verursacht bei immunkomprimierten Personen schwerste Erkrankungen (Latgé 2001).

Als virulente Faktoren von Aspergillus sind zu nennen:

- Thermotoleranz: Da es sich bei Aspergillus spp. um thermotolerante Schimmelpilze handelt, können sie sehr gut bei Temperaturen um 37 °C wachsen, weshalb sie sich im Körper des Menschen ansiedeln können und dadurch besondere gesundheitliche Relevanz besitzen (Kück et al. 2009). Aspergillus fumigatus hat die höchste Thermotoleranz aller humanpathogenen Aspergillus-Arten und kann in dem weiten Temperaturbereich zwischen 12 °C und 55 °C wachsen (Schmidt et al. 1997; Hahn et al. 2008).

- Größe der Konidien: Aspergillussporen haben einen Durchmesser von 2 bis 3 µm, so dass sie problemlos bis in die Lungenalveolen gelangen können. Ein Mensch atmet täglich mindestens 5.000 verschiedenen Sporenarten und dabei einige hundert Sporen von Aspergillus fumigatus ein (Latgé 1999).

- Adhäsivität der Konidien im menschlichen Lungengewebe: Aspergillussporen können aufgrund der Beschaffenheit ihrer Rezeptoren an der Zellwand im Wirtsorganismus Mensch an einer Reihe von Proteinen anhaften (Latgé 2001).

Nach Einatmung der Aspergillus-Konidien werden sie zunächst wie andere Schadstoffe vom Flimmerepithel in den Atemwegen aus der Lunge heraus transportiert. Toxine des Aspergillus können jedoch die Aktivität des Flimmerepithels hemmen. Zudem haben die Konidien die Eigenschaft am Lungengewebe anzuhaften, so dass sie bereit zur Auskeimung sind. Ein intakter Immunstatus des Wirtsorganismus verhindert jedoch in der Regel die Auskeimung der Sporen. Die Makrophagen in den Alveolen des Lungengewebes sind die erste Immunabwehrmaßnahme gegenüber eingeatmeten Aspergillus-Konidien. Sie phagozytieren die Konidien und eliminieren sie damit. Ist dieser Mechanismus gestört,

z. B. bei zytotoxischer Chemotherapie oder Gabe von Kortikosteroiden, können die Konidien aussprossen und Hyphen ausbilden, die in das Lungengewebe eindringen. Haben sich einmal Hyphen ausgebildet, sind sie zu groß, um noch phagozytiert zu werden. Als zweite Immunabwehrmaßnahme gegenüber Aspergillus haften neutrophile Granulozyten an den Hyphen an und zerstören sie durch Freisetzung von Enzymen. Bei immunsupprimierten Patienten, die eine Neutropenie aufweisen, ist dieser Mechanismus gestört und die Hyphen wandern in die Wände kleinerer und mittlerer Gefäße ein. Sie lösen dabei kleine Thrombosen, hämorrhagische Infarkte und ischämische Nekrosen aus (Latgé 1999; Latgé 2001)[12].

2.2.3 Klinik und Krankheitsverlauf

Da die Aspergillose über die Inhalation von äußerst kleinen Sporen, die bis in die kleinsten Regionen der Atemwege vordringen können, ausgelöst wird, entsteht sie fast immer in den unteren Atemwegen als invasive pulmonale Aspergillose. IPA-Patienten entwickeln die typischen Symptome einer Infektion der unteren Atemwege, ähnlich einer akuten bakteriellen Pneumonie, wie Fieber, Husten, Auswurf von Sputum, Dyspnoe sowie Thoraxschmerzen und Pleurareiben (letzteres aufgrund des vaskulären Eindringens der Aspergillus-Hyphen und darauf folgender kleinerer Gefäßverschlüsse) (Schwartz et al. 1997; Richardson et al. 1999). Patienten, die eine Dauermedikation von Kortikosteroiden erhalten, können trotz der schwerwiegenden Infektion afebril bleiben (Denning 1998). Typische Komplikationen der IPA, wie Hämoptysen und Pneumothorax, treten in der Regel während und nach der Knochenmarksregeneration im Zusammenhang mit der Einwanderung von neutrophilen Granulozyten in das Gewebe auf (Pagano et al. 1995; Schwartz et al. 1997; Todeschini et al. 1999; Soubani et al. 2002).

Insgesamt entwickeln die Patienten ein schweres Krankheitsbild mit akutem Verlauf bei stark reduziertem Allgemeinzustand mit hohem Fieber und Schüttelfrost, Schwäche und Abgeschlagenheit, flacher und schneller Atmung, Tachykardie, Appetitlosigkeit und Gewichtsverlust (Bungeroth 2005).

---

[12] Bei diesem Absatz handelt es sich um eine stark verkürzte Darstellung. Eine ausführliche Darstellung ist zu finden unter: Latgé, J. (2001): The pathobiology of Aspergillus fumigatus. Trends in Microbiology 9(8): 382-389.

Im weiteren Verlauf kann sich die Erkrankung auch auf benachbarte Organe ausdehnen und durch hämatogene (über das Blut übertragene) Streuung das Gehirn oder andere Organe befallen und dabei weitere spezifische und unspezifische Symptome hervorrufen (Schwartz et al. 1997; Denning 1998).

Unbehandelt führt die Erkrankung bei immunsupprimierten Patienten innerhalb von 7-14 Tagen zum Tod (Barnes et al. 1999). Trotz antimykotischer Therapie wurde vor 5-10 Jahren eine hohe Mortalität bei Patienten mit invasiver Aspergillose beschrieben. Sie betrug 1998 für die IPA etwa 75 %, bei zerebralem Befall mehr als 95 % (Denning 1998) und 2002 insgesamt 63 % (Cornet et al. 2002). Die invasive Aspergillose ist eine der primären Todesursachen bei Patienten nach durchgeführter Hochdosis-Chemotherapie sowie nach Knochenmark-, Stammzell-, oder Organtransplantation (Latgé 1999). Dank empirischer Therapie, d. h. frühzeitiger Behandlung ohne gesicherte Diagnose, und neuer Antimykotika ist die Letalität in den letzten Jahren gesunken (Wild et al. 2001).

2.2.4 Epidemiologie

Es existieren kaum bevölkerungsbezogene Daten zur Epidemiologie der Aspergillose. Die Ausnahme für Deutschland stellt die unten vorgestellte Studie von Gothe et al. 2006 dar. Bei den weitaus häufigsten Untersuchungen handelt es sich um wissenschaftliche Arbeiten, die institutionsspezifische Inzidenzen und Prävalenzen angeben. Dabei ist jedoch zu beachten, dass stationäre Behandlungseinheiten oft hoch spezialisierte Abteilungen mit einem ihnen eigenen Casemix und Therapiespektren sind. Die Daten aus diesen Studien sind meist nur schlecht miteinander vergleichbar und niemals für bevölkerungsbezogene Schätzungen verwendbar.

In einer Untersuchung aus dem stationären Versorgungssektor in Deutschland für das Jahr 2003 (Gothe et al. 2006) wurden aus einem Datenbestand mit insgesamt ca. 4 Millionen Fällen (23,8 % aller Krankenhausfälle in Deutschland) 1.585 Fälle mit Aspergillose ermittelt. Damit liegt die Krankenhausprävalenz (Jahresprävalenz) bei 4 Fällen je 10.000 stationären Aufenthalten. Die häufigste Hauptdiagnose war mit 28,4 % die akute myeloische Leukämie. Die Aspergillose trat am häufigsten bei Patienten mit Knochenmarktransplantationen (17,0 % der Patienten mit nicht optimaler Gewebeübereinstimmung, 10,7 % der Patienten mit guter Gewebeübereinstimmung) auf. Die Letalität der Aspergillose betrug insgesamt 16,6 % und war mit 41,1 % am höchsten bei Patienten mit disseminierter

Aspergillose. Das Ergebnis der Prävalenzschätzung von 49 Fällen pro einer Million Einwohner liegt in derselben Größenordnung wie eine für die USA geschätzten Prävalenz von 34,3 Fällen pro eine Million Einwohner im Jahr 1998. Es zeigt sich, dass die Aspergillose auf die Bevölkerung bezogen eine seltene Erkrankung ist. Ihre Bedeutung gewinnt sie durch die starke Häufung bei bestimmten Patientengruppen und durch die hohe Letalität.

Morbidität und Mortalität, die durch invasive Aspergillus-Infektionen verursacht werden, steigen seit mehreren Jahrzehnten an (Lin et al. 2001; McNeil et al. 2001; Pagano et al. 2006). Die Gründe liegen darin, dass zum einen eine steigende Anzahl an Patienten mit Neoplasien mit intensiver Chemotherapie behandelt wird, und dass zum anderen ein steigender Anteil an Patienten die früher letal ausgehenden bakteriellen Infektionen überlebt, und dass zum dritten eine steigende Anzahl Patienten allogene Stammzelltransplantationen beziehungsweise Transplantationen solider Organe erhält (Maschmeyer et al. 2007). Beispielsweise wurde in einer Autopsie-Studie am Universitätsklinikum Frankfurt am Main festgestellt, dass von 1978 bis 1996 die Prävalenz invasiver Mykosen von 2,2 % (1978-1982) auf 3,2 % (1983-1987) und weiter auf 5,1 % (1988-1996) angestiegen ist ($p < 0,001$) (Groll et al. 1996). Dies war in erster Linie auf den Prävalenzanstieg bei den Aspergillosen zurückzuführen ($p < 0,001$), wohingegen die Prävalenz der Candida-Infektionen stabil bzw. leicht rückläufig war. In 76 % der Fälle stand der Tod in direktem Zusammenhang mit der invasiven Mykose. Insgesamt sank jedoch der Anteil an Patienten, die nicht im Endstadium ihrer Grunderkrankung waren und an der invasiven Mykose gestorben sind von 35 % auf 17 % ($p < 0,01$) (Groll et al. 1996). Dies spricht für einen ansteigenden Erfolg der antimykotischen Therapien, insbesondere in den 1990er Jahren.

In ähnlicher Weise berichten Pfaffenbach et al. (1994) in einer Autopsiestudie an 1.053 Patienten mit Leukämien und malignen Lymphomen, die zytostatische Chemotherapie erhalten haben, von steigenden Inzidenzen. Eine systemische Mykose war bei 184 Patienten nachweisbar (17,5 %). Zwischen 1976 und 1990 stieg die Inzidenz der Pilzinfektionen von 12 % auf 30 %. Am häufigsten waren mit 24 % Patienten mit akuten Leukämien betroffen. Weiterhin fanden sich Pilzinfektionen bei Patienten mit myeloproliferativem Syndrom (18 %), Non-Hodgkin-Lymphom (16 %), Morbus Hodgkin (10 %) und Plasmozytom (2,5 %). Mit 85 Fällen war die Aspergillose am häufigsten vertreten, eine Candidose trat in 75 Fällen auf. 14 Patienten hatten sowohl eine Aspergillose als auch eine Candidose, bei 8 Patienten trat eine Zygomykose auf, eine Kryptokokkose bei 2 Patienten. Bei der Aspergillose waren 81 Patienten an der pulmonalen Form erkrankt und 18 an der zerebralen.

Bei 76 % der Fälle war die Mykose die hauptsächliche Todesursache (Pfaffenbach et al. 1994).

2.2.5 Risikofaktoren

Grundsätzlich können die Risikofaktoren für eine invasive Aspergillose in die Faktoren Exposition, Wirtsfaktoren und medikamentöse Therapie eingeteilt werden. Es ist zu beachten, dass Risikofaktoren nicht stabil sind, sie können sich im Verlauf der Zeit aufgrund von Variationen im Therapiespektrum verändern.

Bei der *Exposition* werden als Risikofaktoren genannt:
- Geografische und Zentrumsunterschiede (Perfect et al. 2001; Morgan et al. 2005)
- Kein Expositionsschutz mit HEPA-Filtrierung und/oder Laminar Air Flow (Rhame et al. 1984 u. a., siehe unten).

Bei den *Wirtsfaktoren* werden als Risikofaktoren genannt:
- Grunderkrankung: AML (Prentice et al. 2000), akute Leukämie oder myelodysplastisches Syndrom (Mühlemann et al. 2005)
- Tiefe und prolongierte Neutropenie (Prentice et al. 2000; Mühlemann et al. 2005; Cornillet et al. 2006; Gallien et al. 2008). Zudem ist tiefe und prolongierte Neutropenie ein Prognosefaktor für Therapieversagen (Gallien et al. 2008).
- Besiedlung mit Aspergillus (Aisner et al. 1979; Lass-Flörl et al. 1999; Prentice et al. 2000; Mattner et al. 2005).

Bei *medizinischen Therapien* werden als Risikofaktoren genannt:
- Allogene gegenüber autologer Stammzelltransplantation (Morgan et al. 2005)
- Steroide und weitere Medikamente gegen GvHD (Prentice et al. 2000; Marr et al. 2002; Kiertiburanakul et al. 2007; Upton et al. 2007)
- Induktionsphase einer intensiven Chemotherapie (Mühlemann et al. 2005).

2.2.6 Diagnostik

Immunsupprimierte Patienten leiden sehr häufig unter Infektionen, insbesondere unter bakteriellen Lungenentzündungen (Pneumonien). Der Verdacht auf eine invasive pulmonale Aspergillose (IPA) entsteht meist dann, wenn immunsupprimierte Patienten mit Fieber auf eine Therapie mit Breitspektrum-Antibiotika nicht ansprechen, d. h. dass das Fieber auch nach drei Tagen noch bestehen bleibt.

Das vielfältige Erscheinungsbild und die unspezifischen Symptome machen die Diagnose der IPA zu einer sehr schwierigen Angelegenheit. Gerade bei immunsupprimierten Patienten kann bei fortgeschrittener Infektionserkrankung auch eine nur leichte Symptomatik beobachtet werden (Denning 1998). Ebenfalls können die Zeichen einer Pneumonie komplett fehlen (Von Eiff et al. 1995). Durch die unspezifischen Symptome ist die IPA klinisch kaum von bakteriellen oder viralen Infektionen zu unterscheiden. Bei Auftreten von Fieber und pulmonalen Infiltraten in der Neutropenie wird in der Praxis häufig eine invasiven Mykose in Betracht gezogen und eine schnelle Diagnostik eingeleitet. Schon 1977 wurden die frühzeitige Diagnose und die schnelle Einleitung einer antimykotischen Therapie empfohlen (Aisner et al. 1977).

Eine beweisende Diagnostik invasiver Pilzinfektionen basiert auf der kulturellen Anzucht des Erregers aus primär sterilem Gewebe (gewonnen z. B. über eine Lungenbiopsie) oder auf dem mikroskopischen histo- und zytopathologischen Nachweis typischer pilzmorphologischer Strukturen im geschädigten Gewebe. Die Interpretation eines kulturellen Nachweises von Pilzen, gewonnen aus primär nicht sterilen Geweben (z. B. aus respiratorischen Materialien wie Sputum oder von Schleimhäuten), ist wegen des Vorkommens der Erreger als Kommensalen[13] schwierig. Blutkulturen hingegen bleiben fast immer negativ (Reimer et al. 1997).

Auch die pathologischen Veränderungen im konventionellen Röntgenbild sind oft unspezifisch und vielfältig. Manchmal können noduläre unscharfe Herde zu erkennen sein (Diederich et al. 1998). In der Frühphase ist das Röntgenbild jedoch meistens unauffällig (Heussel et al. 2000).

---

[13] Kommensalen sind Lebewesen, die sich von Rückständen im Wirtsorganismus ernähren ohne ihn zu schädigen. Im Gegensatz dazu leben Parasiten vom Wirtsorganismus selbst und schädigen ihn, indem Zellen zerstört und Organfunktionen beeinträchtigt werden.

In der hochauflösenden Computertomographie (HRCT) können sich bei Patienten in der Neutropenie sehr früh meist pleuranah gelegene Noduli abzeichnen, die den Veränderungen des konventionellen Röntgenbildes vorausgehen (Caillot et al. 1997; Stevens et al. 2000). Diese computertomographischen Veränderungen können sich im Verlauf einer invasiven Aspergillose wie folgt darstellen (nach Heussel et al. 2000; Ascioglu et al. 2002; Seyfarth et al. 2002):

1. Zunächst erscheint die Aspergillose als „halo-sign", einem Infiltrat mit einem unscharfen Randsaum, häufig „milchglasartige" Trübung genannt, entsprechend einem ischämischen Areal oder einer Einblutung.
2. Später stellt sie sich als „air-crescent-sign" dar, einer Luftsichel in der Peripherie eines Lungenherdes.
3. Letztendlich kann auf dem Röntgenbild eine Einschmelzung innerhalb einer Lungenparenchymkonsolidierung beobachtet werden.

Diese Zeichen sind allgemein als Hauptkriterien für eine pulmonale Pilzinfektion anerkannt. Die Diagnose anhand dieser Zeichen kann auch zu falsch-negativen oder falsch-positiven Resultaten führen, da z. B. ein halo-sign nicht spezifisch für Mykosen ist sondern auch durch bakterielle Pneumonien, Infektionen mit Mykobakterien oder als Folge von Strahlen- und Medikamententoxizität hervorgerufen werden kann.

Zudem gibt es ein serologisches Verfahren, das für die Diagnostik der invasiven Aspergillose in Frage kommt: der Nachweis von zirkulierendem Galaktomannan, einem Antigen der Aspergillus-Zellwand, welches während der Ausbreitung des Erregers im Gewebe in den Blutstrom gelangt. Die Bestimmung des Galaktomannans mittels Sandwich ELISA („enzyme linked immunosorbent assay") gilt mittlerweile als etabliert. Die Sensitivität bei einem Cut-off von 0,5 liegt zwischen 90 % und 97 %. Bei steigendem Cut-off-Wert sinkt zwar die Sensitivität, jedoch steigt dann die Spezifität an. In den USA ist der Test mit einem Schwellenwert von 0,5 zugelassen. Dagegen sprechen sich europäische Arbeitsgruppen für einen Cut-off-Wert von 0,7 – 0,8 und oder seriellen Bestimmungen bei einem Cut-off-Wert von 0,5 aus. Bei zwei auf einander folgenden positiven Proben (Schwellenwert = 0,5) konnte in 65 % der Fälle eine Woche vor dem klinisch-radiologischen Nachweis eine invasive Aspergillose entdeckt werden (Maertens et al. 2007).

Eine weitere Methode zur Diagnostik einer Aspergillose ist die Polymerasekettenreaktion (PCR). Mittels PCR lässt sich DNA-Material von Aspergillus spp. in verschiedenen Proben

(z. B. Gewebe, Bronchial-Lavage) bestimmen. Allerdings ist eine Unterscheidung zwischen Kolonisation und Kontamination mit dieser Methode nicht möglich. Damit ist die PCR als alleiniges diagnostisches Kriterium nicht ausreichend, kann aber ein zusätzlich absichernder Bestandteil der Diagnose sein (Scheer 2006). Aufgrund fehlender allgemein anerkannter Standards hat sich bisher die PCR in der Praxis bislang nicht durchgesetzt.

Die Invasive Fungal Infections Cooperative Group der European Organization for Research on Treatment of Cancer (EORTC) und die Mycoses Study Group des National Institute of Allergy and Infectious Diseases (NIAID) der USA haben gemeinsam diagnostische Kriterien erarbeitet, in denen zwischen *möglichen (possible)*, *wahrscheinlichen (probable)* und *gesicherten (proven)* invasiven Aspergillosen unterschieden wird (Ascioglu et al. 1999; Ascioglu et al. 2002). Diese Kriterien wurden von denselben Gruppen 2008 weiterentwickelt und in einigen Fällen enger definiert, um den Anteil falsch-positiver Befunde zu verringern (De Pauw et al. 2008). Demnach gilt als *gesicherte* Aspergillose, wenn ein histopathologischer Nachweis (per Nadelaspiration oder Biopsie) oder eine positive Kultur von primär sterilem Material vorliegt. Häufig jedoch schließt die Schwere der Grunderkrankung eine beweisführende, invasive Diagnostik aus, so dass indirekte, nicht auf einer Kultur basierende Nachweisverfahren eingesetzt werden müssen (Lass-Flörl 2007). Dies hat zur Folge, dass sich gesicherte invasive Aspergillosen fast immer erst post mortem diagnostizieren lassen. Als *wahrscheinlich* gilt eine IA-Diagnose, wenn gleichzeitig mindestens ein *Risikofaktor* wie etwa Neutropenie über mehr als zehn Tage, mindestens ein *klinisches Kriterium* wie etwa ein halo sign im CT und mindestens ein *mykologisches Kriterium* wie etwa ein positiver Galaktomannan-Test aus mindestens zwei Blutproben vorliegen. Eine *mögliche* IA-Diagnose liegt vor, wenn zwar ein *Risikofaktor* und ein *klinisches Kriterium* erfüllt sind, aber kein *mykologisches Kriterium*.

Invasive Prozeduren mit Biopsieentnahmen sind bei immunsupprimierten Patienten medizinisch meist nicht vertretbar. Zudem ist die diagnostische Ausbeute und Sensitivität bronchoskopischer Untersuchungen in Hinblick auf invasive pulmonale Aspergillosen limitiert und liegt nur bei etwa 50 % (Kahn et al. 1986; Peikert et al. 2005). Daher basiert bis heute die Entscheidung zur antimykotischen Therapie bei einem hohen Anteil der Risikopatienten auf klinischen und radiologischen Befunden, ohne dass bei diesen zu Beginn der antimykotischen Therapie eine invasive Aspergillose sicher nachgewiesen wurde.

2.2.7 Prophylaxe und Therapie

In der medikamentösen Prophylaxe von invasiven Pilzinfektionen wurden bei Candida-Infektionen mit der Fluconazol-Prophylaxe gute Erfolge erzielt, sowohl hinsichtlich der Inzidenz als auch hinsichtlich der auf Candida-Infektionen bezogenen Sterblichkeit (Bow et al. 2002; Cornely et al. 2003; Maschmeyer 2009). Dabei musste jedoch festgestellt werden, dass bei der Fluconazol-Prophylaxe hinsichtlich der Sterblichkeit bei Aspergillus-Infektionen keine Reduktion eintrat, sondern im Gegenteil sogar eine Steigerung (van Burik et al. 1998). Zudem entwickelten sich resistente Candida-Stämme unter lang andauernder, prophylaktischer Fluconazol-Gabe (Marr et al. 2000). Die mangelnde Wirksamkeit von Fluconazol gegen Schimmelpilze führte zu verstärkten Forschungsanstrengungen bei der medikamentösen Prophylaxe der invasiven Aspergillose. Erst kürzlich konnten neuentwickelte Breitspektrum-Triazole wie Posaconazol und Voriconazol eine signifikante Reduktion der Inzidenz der invasiven Aspergillose wie auch der Mortalität bei prophylaktischer Gabe und bei guter Verträglichkeit erzielen (Cornely et al. 2007; Robenshtok et al. 2007; Ullmann et al. 2007; Wingard et al. 2007). Jedoch auch bei der Prophylaxe mit Posaconazol können sich multiresistente Aspergillus-Stämme entwickeln (Verweij et al. 2007).

Die Inhalation von Amphotericin B wird seit Jahren als Option in der Prävention diskutiert, da so die Nachteile systemisch applizierter Substanzen umgangen werden können. Aus Tierversuchen (Ho et al. 2008) sowie den Ergebnissen aus einer einarmigen Studie bei Knochenmarktransplantationspatienten (Hertenstein et al. 1994) zeichnete sich ein Nutzen ab, der allerdings in einer multizentrischen Studie mit ausreichender Power nicht bestätigt werden konnte (Schwartz et al. 1999), in einer weiteren Studie jedoch bestätigt wurde (Rijnders et al. 2008). Die Wirksamkeit bleibt somit weiterhin ungeklärt. Zudem traten insbesondere bei hämatologischen Patienten bei dieser Verabreichungsform Nebenwirkungen wie Husten und Atemnot auf (Gryn et al. 1993; Erjavec et al. 1997).

Der hauptsächliche Übertragungsweg der invasiven Aspergillose ist die Luft. Zur Expositionsprophylaxe bei aerogener Übertragung stehen prinzipiell folgende Interventionen zur Verfügung:

1. die Luftreinigung mit HEPA-Filter
2. das Tragen von Hochleistungsatemschutzmasken
3. ein Verbot von Topf- und Schnittpflanzen im Patientenzimmer

4. die Einschränkung von Bauarbeiten in der Umgebung von Risikopatienten.

Ad 1: Da Aspergillussporen in der natürlichen Raumluft nachweisbar sind, wird die Luft in Räumen, in denen Hochrisikopatienten behandelt werden, durch HEPA-Filtrierung gereinigt, so dass der Sporengehalt der Luft gesenkt wird. Dies geschieht entweder zentral mit Laminar Air Flow (LAF) oder dezentral mit mobilen Luftreinigern in den Patientenzimmern. Eine LAF-Einheit erzeugt einen gerichteten Luftstrom, die Luft wird turbulenzarm, gradlinig und parallel durch den Raum geführt. Gegenüber mobilen Lösungen hat LAF den Vorteil, größere Luftwechselraten zu ermöglichen, ist jedoch – und das ist der Nachteil – sehr teuer in der Anschaffung und Unterhaltung. Eine Überdruckbelüftung ist ebenfalls sinnvoll, denn wenn der Luftdruck in den Patientenzimmern über dem des Korridors gehalten wird (10-20 % mehr zu- als abgeleitete Luft), so wird die Sporenübertragung vom Korridor in das Krankenzimmer gebremst wird.

Ad 2: Durch das Tragen von Hochleistungsatemschutzmasken, etwa solche der Klasse FFP2 oder FFP3 (FFP = Filtering Face Pieces, Klassifizierung nach DIN EN 149) außerhalb einer Isoliereinheit oder eines durch HEPA-Filtrierung geschützten Patientenzimmers, kann verhindert werden, dass Patienten, die beispielsweise zu Untersuchungen gehen, Aspergillussporen einatmen. Dazu müssen die Masken allerdings auf der Gesichtshaut eng anliegen, was bei Bartträgern so gut wie unmöglich ist. Ob Masken einen zusätzlichen Schutz vor Aspergillus-Infektionen bieten, ist bislang ungeklärt. Auf die Studienlage wird in Kapitel 2.3.2.3 näher eingegangen.

Ad 3: Das Verbot von Topf- und Schnittpflanzen in Patientenzimmern leitet sich aus klinischen Überlegungen ab, da Pflanzen und das Erdreich ein wichtiges Reservoir für Aspergillus darstellen. Die Wirksamkeit dieser Intervention zur Prävention von Aspergillosen ist nicht belegt. Dennoch ist diese einfach durchzuführende Maßnahme Standard bei Risikopatienten.

Ad 4.: Es konnte festgestellt werden, dass bei dem gehäuften Auftreten von invasiven Aspergillosen bei neutropenischen Patienten häufig Bauarbeiten (Umbau oder Abriss) in der Umgebung der Patienten durchgeführt wurden (Rhame et al. 1984; Hahn et al. 2002). Mauerwerk und Dämmmaterialien sind oft stark kontaminiert mit Aspergillus, wodurch bei Bauarbeiten erhebliche Mengen an Aspergillus-Sporen freigesetzt werden können. Es wurden Experten-Empfehlungen ausgesprochen, bei Bauarbeiten in der Nähe von Risikopatienten vielfältige Maßnahmen zur Aspergillose-Prophylaxe zu unternehmen (Chang et al. 2008; Haiduven 2009).

Sporen von Aspergillus spp. befinden sich jedoch nicht nur in der Luft, sondern auch im Wasser (Anaissie et al. 2002; Warris et al. 2003) und in Lebensmitteln (z. B. in Nüssen und Gewürzen) (Bouakline et al. 2000). Es liegen bislang keine belastbaren Daten vor, welche die Interventionen bezüglich der Elimination von Sporen aus dem Wasser und der Vermeidung von Aspergillussporen in der Nahrung stützen (Maschmeyer 2009).

Zur Therapie bei Patienten mit invasiver Aspergillose stehen verschiedene systemische Antimykotika zur Verfügung. Lange Zeit war Amphotericin B das einzige wirksame Medikament. Die Therapieerfolge von Amphotericin B gingen jedoch mit einem sehr schlechten Nebenwirkungsprofil des Medikaments mit Nephrotoxizität, Schüttelfrost, Diarrhö, Übelkeit und Erbrechen sowie Hautreaktionen einher. Häufig waren die Nebenwirkungen von konventionellem Amphotericin B dosislimitierend. Erst die Entwicklung von liposomalem Amphotericin B und weiteren neuen Antimykotika auf der Basis von Triazolen und Echinocandinen führte zu weiteren Anwendungsmöglichkeiten bei einer nebenwirkungsärmeren Behandlung. Liposomales Amphotericin B hat sich im direkten Vergleich mit konventionellem Amphotericin B bei Patienten mit antibiotikarefraktärem Fieber beziehungsweise bei vermuteter oder gesicherter invasiver Aspergillose als gleich wirksam, jedoch besser verträglich erwiesen (Walsh et al. 1999). Das Mittel der Wahl zur Primärtherapie invasiver Aspergillosen ist zur Zeit Voriconazol (Walsh et al. 2008; Segal et al. 2009). Im direkten Vergleich mit konventionellem Amphotericin B haben sich sowohl eine bessere Ansprechrate als auch ein verbessertes Gesamtüberleben in der First-Line-Therapie gezeigt (Herbrecht et al. 2002; Böhme et al. 2009). Hinsichtlich der Therapie von Durchbruchsinfektionen (Infektionen bei medikamentöser Prophylaxe) sowie hinsichtlich der Second-Line- und Third-Line-Therapien (Salvage-Therapien bei Versagen der Primärtherapie) bestehen weiterhin keine eindeutigen Empfehlungen. Ebenso wenig ist bisher die Kombinationstherapie von Antimykotika untersucht, so dass auch hier keine eindeutigen Empfehlungen ausgesprochen werden können (Segal et al. 2009).

2.3 Luftreinigung durch HEPA-Filter

2.3.1 Luftfilter

In der Luft befinden sich fein verteilte Partikel in flüssigem oder festem Aggregatszustand, auch Aerosole genannt. Fein verteilte Flüssigkeitströpfen werden als Nebel und fein verteilte Feststoffe als Staub bezeichnet. Es handelt sich hierbei um Teilchen verschiedenster Herkunft und Größe. Die Größe reicht von 100 µm bei Pflanzenpollen bis zu 10^{-4} µm bei einzelnen Ionen. Gesundheitlich relevant sind vor allem luftgetragene Bakterien und Pilze sowie die verschiedenen Allergene wie Blütenpollen oder Ausscheidungen von Hausstaubmilben. Luftgetragene Bakterien haften meist an Staubteilchen in einer Größe von unter 2 µm, während Pilze in Form von Sporen in der Luft zu finden sind (vgl. Rietschel 1994, S. 689ff).

Mechanische Luftfilter bzw. Partikelfilter sind als Faserfilter konzipiert, welche die Schwebstoffe der Luft aus dem Luftstrom entfernen. High Efficiency Particulate Air-Filter (HEPA-Filter), früher „high-efficiency particulate arrestors" genannt, wurden während des zweiten Weltkriegs zur Verhinderung der Emission radioaktiver Teilchen aus Kernreaktoren entwickelt. Nach dem Zweiten Weltkrieg wurden sie auch für sonstige Einsatzzwecke zugänglich gemacht und im Laufe der Zeit in Filterklassen eingeteilt. Aufgrund ihrer außerordentlich hohen Filtrationseffizienz haben HEPA-Filter eine große Bedeutung in industriellen, medizinischen und militärischen Reinräumen eingenommen. In der Industrie beispielsweise werden HEPA-Filter dort eingesetzt, wo bei der Produktion Reinraum-Bedingungen erforderlich sind, so bei der Produktion von Lebensmitteln und Kosmetika sowie in der Pharmaindustrie und Medizintechnik. In zunehmendem Maße werden HEPA-Filter auch in der Halbleiterproduktion, in der Automobilindustrie und in der Nanotechnologie verwendet (Petek et al. 2009).

Die Partikelabscheidung in den Filtern funktioniert infolge des Siebeffekts, des Trägheitseffekts, des Sperreffekts sowie des Diffusionseffekts (Rietschel 1994, S. 694ff):

- Siebeffekt: Die Partikel bleiben aufgrund ihrer Größe zwischen den Filterfasern hängen.
- Trägheitseffekt: Die Partikel folgen nicht dem Luftstrom, sondern prallen aufgrund ihrer Trägheit gegen die Filterfasern und bleiben daran haften.
- Sperreffekt: Die Partikel, die dem Luftstrom folgen, bleiben an den Filterfasern haften, wenn sie ihnen sehr nahe kommen.

- Diffusionseffekt: Sehr kleine Partikel stoßen mit Luftmolekülen zusammen und haben dadurch eine der Brownschen Molekularbewegung ähnliche Flugbahn. Sie stoßen dabei mit den Filterfasern zusammen und bleiben dort haften.

Die Abscheideprinzipien sowie der Aufbau der Schwebstofffilter sind in Abb. 7 dargestellt.

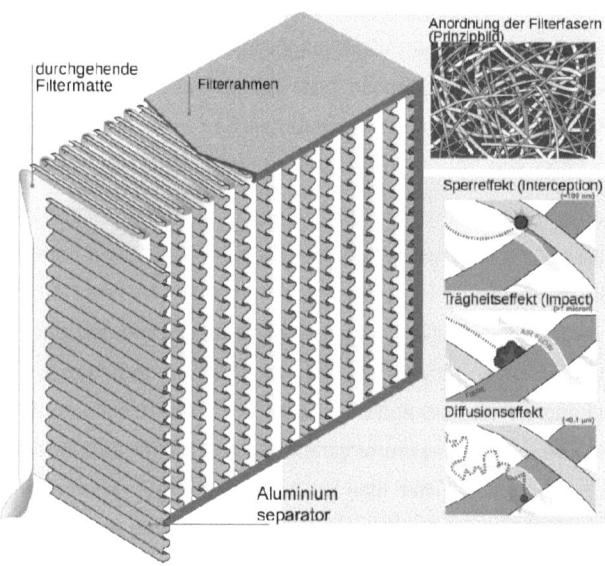

Abb. 7: Aufbau eines Schwebstofffilters sowie die Abscheideprinzipien[14]

Luftfilter werden in drei Gütestufen – Grobstaubfilter, Feinstaubfilter und Schwebstofffilter – sowie in 17 Partikelfilterklassen eingeteilt (vgl. Tab. 2, Tab. 3 und Tab. 4). Grobstaubfilter werden nach DIN EN 779 in die Klassen G1 bis G4, Feinstaubfilter in die Klassen F5 bis F9 eingeteilt. HEPA-Filter (High Efficiency Particulate Air Filter) und ULPA-Filter (Ultra Low Penetration Air Filter) werden zu den Schwebstofffiltern gezählt und werden nach DIN EN 1822 in die Klassen H10 bis H14 bzw. U15 bis U17 eingeteilt. Die Einteilung erfolgt nach jeweiligem Abscheide-, Wirkungs- bzw. Durchlassgrad der Filter (Pech et al. 2006, S. 39ff).

Tab. 2: Klassifizierung der Grobstaubfilter

---

[14] Aus http://de.wikipedia.org/w/index.php?title=Datei:HEPA_Filter_diagram_de.svg. Dieses Werk wurde von seinem Urheber, LadyofHats, als gemeinfrei veröffentlicht. Dies gilt weltweit.

Filterklasse	Mittlerer Abscheidegrad in %
G1	unter 65
G2	65 bis unter 80
G3	80 bis unter 90
G4	gleich oder über 90

Tab. 3: Klassifizierung der Feinstaubfilter

Filterklasse	Mittlerer Wirkungsgrad in %
F5	über 40 und unter 60
F6	60 bis unter 80
F7	80 bis unter 90
F8	90 bis unter 95
F9	gleich oder über 95

Tab. 4: Klassifizierung der Schwebstofffilter

Filterklasse	Durchlassgrad in %
H10	15
H11	5
H12	0,5
H13	0,05
H14	0,005
U15	0,0005

Grobstaubfilter entfernen Partikel aus dem Luftstrom, die größer als 10 µm sind, wie z. B. Insekten, Textilfasern, Haare oder Blütenstaub. Grobstaubfilter haben in erster Linie den Zweck, Anlagen vor Verschmutzung und Verstopfung zu schützen (Rietschel 1994, S. 701ff). Feinstaubfilter entfernen Partikel in der Größe von 1 µm bis 10 µm, wie z. B. Blütenstaub, verschiedene Sporen, Pollen, Tabakrauch sowie Bakterien und Viren auf Staubpartikeln. Schwebstofffilter entfernen Partikel in der Größe von unter 1 µm, wie z. B. Bakterien, Viren, Sporen, Tabakrauchpartikel, Ruß sowie Eier und Ausscheidungen von Hausstaubmilben.

Das Filtermedium eines HEPA-Filters wird aus submikroskopisch kleinen Glasfasern in der Stärke und Struktur etwa wie Löschpapier hergestellt. Ein HEPA-Filter wird üblicherweise definiert als ein Filter mit einer Mindestfiltrationseffizienz von 99,97 % für alle Partikel von einer Größe von 0,3 µm und größer. Gemäß der American Lung Association darf das Filtermedium des HEPA-Filters nicht mehr als 3 von 10.000 Partikeln durchlassen, um als HEPA-Filter zu gelten[15].

Dabei ist zu berücksichtigen, dass die bloße Verwendung eines hocheffektiven HEPA-Filters mit 99,97 % Filterleistung in einem Luftreiniger nicht zwangsläufig bedeutet, dass die Gesamteffektivität des Luftreinigers ebenso hoch ist. Viele Luftreiniger mit HEPA-Filtern verfehlen diese Leistung. Die Ursache kann in schlecht gefalteten Filtermedien, Undichtigkeiten am Filtermaterial oder zwischen dem Filter und dem Gehäuse liegen, so dass die tatsächliche Effektivität deutlich geringer ist. Daher ist eine vernünftige Auswahl der Geräte von hoher Bedeutung.

Die U.S. Centers for Disease Control and Prevention (CDC) empfehlen daher: "Manufacturers of room-air cleaning equipment should provide documentation of the HEPA filter efficiency." (CDC 1994, S. 81). Die Dokumentation kann z. B. als unabhängiges Testprotokoll, etwa als Klassifikation der Effizienz nach international akzeptierten Standards (z. B. der Europäischen Norm EN1822) vorliegen. Idealerweise sollte jeder einzelne Luftreiniger mit Filter geprüft und die Ergebnisse in einem Zertifikat dokumentiert werden.

2.3.2 Effekte und Wirksamkeit der Luftreinigung mit HEPA-Filtern

Es gibt in der wissenschaftlichen Literatur Hinweise darauf, dass 1. die Höhe der Exposition gegenüber Aspergillussporen mit der Inzidenz invasiver Aspergillosen zusammenhängt, dass 2. mittels HEPA-Filtrierung die Exposition gegenüber Aspergillussporen gesenkt werden kann, und dass 3. bei Patienten in der Hämato-Onkologie mittels HEPA-Filtrierung die Inzidenz der invasiven Aspergillose gesenkt werden kann.

2.3.2.1 Zusammenhang zwischen Sporen-Exposition und Aspergillose-Inzidenz

Die Stärke der Exposition mit Aspergillussporen kann zu einer höheren Rate an invasiven Aspergillosen führen. Bei Abriss von Gebäuden und Bauarbeiten in Krankenhäusern wer-

---

[15] http://www.lungusa.org/site/c.dvLUK9O0E/b.22542/k.CA6A/Home.htm

den zum Teil große Mengen an Aspergillussporen freigesetzt, insbesondere bei Linoleumfußböden mit Kokosfaserdämmung, Glaswolle und weitere Dämmmaterialien sowie an verschimmelten Feuchtstellen im Mauerwerk (Kramer et al. 2001, S. 127). Ein Zusammenhang zwischen Bautätigkeit in Krankenhäusern und erhöhter Konzentration von Aspergillussporen ist bei Cornet et al. (1999) aufgezeigt worden: In der Zeit, in der in einem Krankenhaus Bauarbeiten durchgeführt wurden, stieg in ungeschützten Abteilungen der Hämato-Onkologie der Anteil Aspergillus-positiver Luftsammelproben von 31,7 % auf 51,5 % ($p < 0{,}01$).

In weiteren Studien wurde gezeigt, dass eine erhöhte Sporenexposition, insbesondere bei Bauarbeiten in der Nähe der betroffenen Abteilungen, mit Ausbrüchen von invasiven Aspergillosen einhergingen:

- Bei Loo et al. (1996) stieg die Aspergillose-Inzidenzrate von 3,18 Aspergillosen pro 1000 Patientenrisikotage vor den Umbauarbeiten auf 9,88 pro 1000 Patientenrisikotage während der Umbauarbeiten ($p < 0{,}05$).
- Alberti et al. (2001) stellten innerhalb einer 4-Jahres-Periode einen statistisch signifikanten positiven Zusammenhang zwischen der Inzidenz invasiver nosokomialer Aspergillosen und dem Grad der Aspergillussporen-Kontamination in der Luft und auf Oberflächen in ungeschützten Bereichen der Hämatologie fest.
- Bei Bauarbeiten zu einer neuen Knochenmarktransplantationseinheit wurden große Mengen an Aspergillussporen frei, durch Luftsammelproben bestätigt. Im weiteren Verlauf starben 6 von 19 Kindern, die sich einer KMT unterzogen, an invasiver Aspergillose. Anschließend wurde die Einheit durch Laminar Air Flow mit HEPA-Filtern geschützt, und es traten keine Aspergillosen mehr auf (Barnes et al. 1989).

2.3.2.2 Senkung der Exposition gegenüber Aspergillussporen

Es konnte in Untersuchungen gezeigt werden, dass durch HEPA-Filtrierung der Luft in Krankenzimmern die Exposition gegenüber Aspergillussporen gesenkt werden kann:

- In einer Pflegeeinheit erzielten mobile Luftreiniger mit HEPA-Filter mit einer Luftumwälzrate von 120 m^3/h eine statistisch signifikante Senkung der Sporenkonzentration von Aspergillus-Arten von im Mittel 207 KBE/m^3 auf 37 KBE/m^3 (Mahieu et al. 2000).

- Im Sommerhalbjahr und unter Alltagsbedingungen (häufig schräg gestellte oder geöffnete Fenster, Abschalten der Geräte über Nacht) haben mobile Luftreiniger mit HEPA-Filtern bei einer Luftumwälzung von 170 m^3/h die durchschnittliche Anzahl koloniebildender Einheiten (KBE) von durchschnittlich 10 KBE/m^3 auf 6 KBE/m^3 reduziert (Engelhart et al. 2003).
- In der Zeit, in der in einem Krankenhaus Bauarbeiten durchgeführt wurden, stieg in Abteilungen, die durch HEPA-Filtration geschützt waren, der Anteil Aspergillus-positiver Luftsammelproben von 1,8 % auf 47,5 % (p < 0,01). Bei Abteilungen jedoch, die zusätzlich zur HEPA-Filtration mit Laminar Air Flow ausgestattet waren, zeigten sich weder vor noch während der Bauarbeiten positive Proben (Cornet et al. 1999).

Somit lässt sich feststellen, dass HEPA-Filtration geeignet ist, die Sporenbelastung von Aspergillus-Arten in Krankenhäusern zu senken. Wenn in der Nähe einer Abteilung mit Hochrisikopatienten Bauarbeiten durchgeführt werden, kann es jedoch erforderlich sein, zusätzlich zur HEPA-Filtration in den betroffenen Räumen Laminar Air Flow einzurichten. Es ist zu beachten, dass es sich bei allen Untersuchungen um Vorher-Nachher-Studien handelt. Die Sporenbelastung ist im allgemeinen großen Schwankungen unterworfen, so dass sich Effekte auch allein aufgrund dessen einstellen können. Dennoch ist es – letztlich auch aufgrund der Wirkweise der Geräte – sinnvoll anzunehmen, dass HEPA-Filtration zu einer Senkung der Sporenkonzentration in der Luft führt.

2.3.2.3 Senkung der Inzidenz invasiver Aspergillosen

In einer systematischen Literaturrecherche wurden 16 Studien gefunden, die in randomisierten und nichtrandomisierten Untersuchungen HEPA-Filtrierung mit Nicht-HEPA-Filtrierung verglichen haben (Eckmanns et al. 2006). Die Publikationen stammen aus den Jahren 1973 bis 2001 und umfassen damit 28 Jahre. Die Studienteilnehmer waren Patienten mit akuter Leukämie – diese Patienten erhielten alle Chemotherapie (Levine et al. 1973; Yates et al. 1973; Schimpff 1975; Rodriguez et al. 1978; Lohner et al. 1979; Oren et al. 2001) – wie auch Patienten mit verschiedenen Erkrankungen, die eine autologe oder allogene Knochenmarktransplantation erhalten hatten (Buckner et al. 1978; Storb et al. 1983; Navari et al. 1984; Rhame et al. 1984; Petersen et al. 1987; Sherertz et al. 1987; Petersen et al. 1988; Schmeiser et al. 1988; Gamillscheg et al. 1991). In einer Studie erhielten Patienten mit verschiedenen Erkrankungen sowohl Chemotherapie als auch eine

Knochenmarktransplantation (Withington et al. 1998). Alle Patienten erhielten zusätzlich weitere prophylaktische Maßnahmen wie zum Beispiel systemische Antibiotika und lokale Antiseptika, Antibiotika sowie in einem Fall ein Antimykotikum.

Die HEPA-Filtrierung erfolgte in den Studien auf unterschiedliche Weise:

- durch im Patientenzimmer untergebrachte Luftreiniger mit HEPA-Filter (Rhame et al. 1984)
- HEPA-Filtrierung ohne Laminar Air Flow (Oren et al. 2001)
- HEPA-Filtrierung mit Laminar Air Flow (alle anderen Studien).

Die zitierten Untersuchungen sind einigen Limitationen unterworfen: In fast allen Studien fehlt eine genaue Beschreibung der Intervention, zum Beispiel welche Geräte und Filter verwendet wurden, wie hoch die Luftwechselrate war, wie die Geräte angebracht waren etc. Zudem wurden zusammen mit der Luftfilterung fast immer weitere Maßnahmen getroffen, so dass die Ergebnisse nicht immer allein auf die Luftfilterung zurückzuführen sind. Bei den Vorher-Nachher-Studien kommt noch hinzu, dass sich im Laufe der Zeit die Interventionen und/oder die Untersuchungsbedingungen ändern können.

Unter den Studien waren 10 randomisierte kontrollierte Studien, zwei davon wurden wegen methodischer Fehler bei der Randomisierung als nicht-randomisierte Studien kategorisiert. Daraus resultierten 8 randomisierte und 6 nicht-randomisierte sowie 2 als nicht-randomisiert eingestufte Studien. Gepoolt und einer Meta-Analyse unterzogen wurden jeweils 8 randomisierte sowie 8 nicht-randomisierte bzw. so eingestufte Studien jeweils getrennt nach den Outcomes Mortalität und Pilzinfektion. Es lagen nicht bei allen Studien Daten zu beiden Outcomes vor. Es ergab sich lediglich ein statistisch signifikantes Ergebnis, und zwar konnte bei nicht-randomisierten Studien die Infektionsrate von durchschnittlich 13 % auf 3 % gesenkt werden (siehe Tab. 5).

Tab. 5: Ergebnis der Meta-Analysen

		Mit HEPA-Filtration	Ohne HEPA-Filtration	Relatives Risiko (95 % CI)
Infektionsrate RCTs	4 Studien (283 Patienten)	4 %	7 %	0,57 (0,13-2,53)
Infektionsrate Non-RCTs	6 Studien (759 Patienten)	3 %	13 %	0,29 (0,15-0,54)

Mortalität RCTs	6 Studien (774 Patienten)	21 %	23 %	0,86 (0,65-1,14)
Mortalität Non-RCTs	3 Studien (231 Patienten)	49 %	68%	0,87 (0,6-1,25)

Auch die Übersichtsarbeit selbst weist einige Einschränkungen auf. Zwar ist die statistische Heterogenität nicht signifikant, jedoch findet sich in den Studien eine starke klinische Heterogenität: Sie sind klinisch kaum miteinander vergleichbar, wie die Autoren in der Diskussion auch selbstkritisch anmerken (Eckmanns et al. 2006). Die Heterogenität bezieht sich sowohl auf die Studienpopulationen und die Interventionen, wie oben gezeigt, aber auch auf die Outcomes:

- Die Mortalität in den Einzelstudien schwankt erheblich: auf der einen Seite 9 % und 7 % mit bzw. ohne Filtration (Petersen et al. 1987), auf der anderen Seite 79 % bzw. 93 % (Buckner et al. 1978). Woher diese Unterschiede kommen, wurde von den Autoren nicht erklärt.

- In den Ergebnissen kann nicht immer deutlich unterschieden werden, aus welcher Intervention sie resultieren. Die Autoren der Übersichtsarbeit merken hierzu an: „In 3 studies, decontamination (with oral nonabsorbable antibiotics) was part of the intervention. A meta-analysis conducted by Cruciani et al. [38] indicated that routine gut decontamination was not effective in preventing infection-related death; we may, therefore, assume that the reduction in mortality and/or fungal infection was the result of isolation and not decontamination" (Eckmanns et al. 2006, S. 1414). Es wird also mittels klinischer Argumentation ein Zusammenhang zwischen der Intervention und dem Ergebnis vermutet, der Zusammenhang kann aber letztlich nicht belegt werden.

Zudem zeigt der Funnel Plot der vier RCTs mit der Infektionsrate als Outcome, dass ein Publikationsbias vorliegt: Studien mit einem kleinen Effekt und Studien ohne Effekt fehlen in der Meta-Analyse.

Die Autoren dieser Übersichtsarbeit kommen zu dem Schluss, dass es Hinweise darauf gibt, dass die HEPA-Filtrierung ein wirkungsvoller Schutz vor Aspergillose bei Hochrisikopatienten sein könnte, jedoch könne aus den verfügbaren Daten keine abschließende Feststellung der Wirksamkeit erfolgen.

Aufgrund der großen klinischen Heterogenität wird im Folgenden detaillierter auf die für das klinische Forschungsvorhaben relevanten Studien eingegangen:
- Studien mit Patienten, die an einer akuten Leukämie erkrankt sind (Tab. 6)
- Studien, in denen mobile, in den einzelnen Patientenzimmern angebrachte Luftreiniger mit HEPA-Filtern geprüft wurden (Tab. 7)
- Studien, welche die Wirksamkeit von filtrierenden Atemschutzmasken untersucht haben (Tab. 8).

Tab. 6: Studien mit Patienten mit einer akuten Leukämie

Erstautor (Jahr) Studiendesign HEPA-Filtration	Infektionsrate mit HEPA-Filtration	Infektionsrate ohne HEPA-Filtration	RR (95 % CI)	Mortalität mit HEPA-Filtration	Mortalität ohne HEPA-Filtration	RR (95 % CI)
Levine et al. 1973 RCT HEPA-Filtrierung mit LAF	---	---	---	5 %	24 %	0,19 (0,03-1,42)
Yates et al. 1973 RCT Unterbringung in Sterilbetteinheiten, mit LAF	0 %	8 %	0,24 (0,013-4,48)	31 %	33 %	0,96 (0,51-1,78)
Schimpff et al. 1975 RCT HEPA-Filtration mit LAF	0 %	5 %	0,27 (0,011-6,2)	---	---	---
Lohner et al. 1979 RCT HEPA-Filtrierung mit LAF, Antibiotikaprophylaxe	21 %	10 %	2,19 (0,47-10,1)	---	---	---
Rodriguez et al. 1978 Non-RCT HEPA-Filtration mit LAF, Antibiotikaprophylaxe	5 %	11 %	0,43 (0,12-1,54)	62 %	84 %	0,74 (0,59-0,91)
Oren et al. 2001 Non-RCT	0 %	29 %	0,063 (0,0039-	---	---	---

Während Bauarbeiten im Krankenhaus. HEPA-Filtrierung ohne LAF	1,02)

Unter den Studien mit Patienten mit einer akuten Leukämie (vgl. Tab. 6) ergab sich lediglich ein statistisch signifikantes Ergebnis: In einer randomisierten Studie (mit Fehlern bei der Randomisierung, so dass sie von den Autoren der Übersichtsarbeit als nichtrandomisiert eingestuft wurde) wurden Patienten mit einer akuten Leukämie in einer geschützten Umgebung, einschließlich LAF mit HEPA-Filtrierung und prophylaktischer Antibiotikagabe, mit Patienten ohne eine geschützte Umgebung verglichen (Rodriguez et al. 1978). Es zeigte sich neben anderen klinischen Vorteilen eine statistisch signifikante Senkung der Mortalität von 84 % auf 62 %. Bei dieser Untersuchung trifft das oben Genannte zu, dass nämlich die Senkung der Mortalität nicht ausschließlich auf die HEPA-Filtrierung zurückgeführt werden kann sondern eher auf das gesamte Programm einschließlich medikamentöser Maßnahmen.

Es wurde bislang lediglich eine Studie publiziert, bei der dezentrale, im Patientenzimmer angebrachte Luftreiniger verwendet wurden (Rhame et al. 1984). Die Zielgruppe waren Patienten mit verschiedenen Erkrankungen, die eine Knochenmarktransplantation erhalten sollten. Die Stärke der Filtrierung war sehr hoch: 600 Kubikfuß pro Minute, entspricht etwa 16 m^3 pro Minute, also 960 m^3/h. Die theoretisch mögliche Lufterneuerungsrate lag somit etwa bei etwa 24 pro Stunde. Es handelte sich bei der Untersuchung um eine Vorher-Nachher-Studie. Die Studie ergab eine statistisch signifikante Reduktion der Aspergillosen von 18 % auf 5 % (vgl. Tab. 7).

Tab. 7: Studie mit dezentralen Luftreinigern

Erstautor (Jahr) Studiendesign HEPA-Filtration	Infektionsrate mit HEPA-Filtration	Infektionsrate ohne HEPA-Filtration	Relatives Risiko (95 % CI)	Mortalität mit HEPA-Filtration	Mortalität ohne HEPA-Filtration	Relatives Risiko (95 % CI)

Rhame et al. 1984 Non-RCT HEPA-Filtrierung mit mobilen Luftreinigern	5 %	18 %	0,3 (0,13-0,68)	---	---	---

In der bislang einzigen randomisierten Studie mit Hochleistungsatemschutzmasken der Klasse FFP3 (Maschmeyer et al. 2009) konnte ein Vorteil für die Interventionsgruppe nicht nachgewiesen werden. Die Studie wurde vorzeitig abgebrochen, weil in der Zwischenzeit zwei Studien veröffentlicht wurden, die einen Vorteil für Posaconazol in der Prophylaxe invasiver Aspergillosen gegenüber Fluconazol und Itraconazol belegen konnten (Cornely et al. 2007; Ullmann et al. 2007). In einer früheren Vorher-Nachher-Studie mit Schutzmasken konnte dagegen das IPA-Risiko statistisch signifikant gesenkt werden (Raad et al. 2002). Aufgrund der nicht übereinstimmenden Ergebnisse ist somit nicht eindeutig belegt, dass das Tragen von filtrierenden Atemschutzmasken einen zusätzlichen Schutz vor Aspergillus-Infektionen gibt (vgl. Tab. 8).

Tab. 8: Studien mit filtrierenden Hochleistungsmasken

Erstautor (Jahr) Studiendesign HEPA-Filtration	Infektionsrate mit Masken	Infektionsrate ohne Masken	Relatives Risiko (95 % CI)	Mortalität mit Masken	Mortalität ohne Masken	Relatives Risiko (95 % CI)
Raad et al. 1973 Non-RCT LAF + HEPA-Filtration, Hochleistungsmasken	0,24 Fälle pro 1.000 Patienten-tage	0,73 Fälle pro 1.000 Patienten-tage	---	---	---	---
Maschmeyer et al. 2009 RCT Zum Teil LAF + HEPA-Filtration, FFP3-Masken	20 %	21 %	1,01 (0,81-1,26)	5 %	5 %	0,96 (0,51-1,78)

2.4 Zusammenfassung und Zwischenfazit: Theoretischer Hintergrund

Akute Leukämien sind durch Zellreifungsstörungen der Blutstammzellen verursacht. Die Folge ist, dass unreife und funktionslose Leukozyten sich unkontrolliert zuungunsten gesunder Leukozyten vermehren. Damit sind auch physiologische Funktionen des Blutes, wie zum Beispiel die Immunabwehr und die Blutgerinnung, beeinträchtigt.

Ein schweres Krankheitsbild und einen raschen Verlauf kennzeichnen akute Leukämien. Unbehandelt führen sie nach wenigen Wochen oder Monaten zum Tode. Die Therapie der akuten Leukämie besteht meist aus einer intensiven, kurativ angelegten Kombinations-Chemotherapie, zum Teil einschließlich einer Strahlenbehandlung. Als Folge der intensiven Chemo- und Strahlentherapie kommen die Patienten im Verlauf der verschiedenen Chemotherapie-Zyklen mehrfach in eine Panzytopenie mit einem hohen Risiko für lebensbedrohliche Infektionen und Blutungen. Bei schwerer und lang andauernder Neutropenie besteht ein hohes Risiko für Pilzinfektionen. Die schwersten Verläufe bei Pilzinfektionen werden durch invasive Aspergillosen und disseminierte Candidosen hervorgerufen. Während Candidosen weltweit stagnieren oder rückläufig sind, nehmen Aspergillosen und andere seltenere Pilzerkrankungen in der Häufigkeit zu.

Die Sporen der Aspergillen sind so klein, dass sie beim Atmen mit dem Luftstrom bis in die Alveolen gelangen. Bei immunkompetenten Personen mit intakten Atemwegen werden die Pilze rasch bekämpft und eliminiert. Bei immunsupprimierten Personen, sei es aufgrund einer Erkrankung oder iatrogen, kann es dagegen zu einer invasiven pulmonalen Aspergillose (IPA) kommen. Die IPA präsentiert sich mit einer schweren Symptomatik, ähnlich einer bakteriellen Pneumonie, und führt unbehandelt innerhalb von zwei Wochen zum Tode. Patienten mit akuten Leukämien und Patienten nach Knochenmark- beziehungsweise Stammzelltransplantationen sind am häufigsten von einer IPA betroffen.

Die Diagnose der IPA ist in der Praxis in den meisten Fällen auf die klinische Symptomatik sowie radiologische und serologische Befunde gestützt. Eine beweisende Diagnostik erfordert zusätzliche belastende diagnostische Eingriffe wie z. B. eine Lungenbiopsie, die bei Patienten mit akuten Leukämien aufgrund des schlechten Allgemeinzustandes nur selten durchgeführt werden.

Zur Therapie der invasiven Aspergillose stehen heute mit liposomalem Amphotericin B und weiteren neuen Antimykotika auf der Basis von Triazolen und Echinocandinen Arzneimittel zur Verfügung, die wirksam und gut verträglich sind. Diese Medikamente haben das nebenwirkungsstarke konventionelle Amphotericin B weitgehend abgelöst.

Die Prophylaxe der IPA kann einerseits als medikamentöse Prophylaxe durch die systemische oder lokale Gabe antimykotisch wirksamer Substanzen und andererseits als Expositionsprophylaxe durch Reduktion der Sporenanzahl in der Raumluft durchgeführt werden.

Die Wirksamkeit und Verträglichkeit der lokalen Applikation als Inhalationsprophylaxe ist umstritten, es existieren divergierende Studienergebnisse. Hinsichtlich der systemischen Applikation konnten neu entwickelte Breitspektrum-Triazole erst kürzlich in ihrer Wirksamkeit und Verträglichkeit bestätigt werden[16].

Die zur Expositionsprophylaxe eingesetzten HEPA-Filter sind Partikelabscheider mit einer Mindestfiltrationseffizienz von 99,97 % für alle Partikel von einer Größe von 0,3 µm und größer. Sie werden sowohl in zentrale raumlufttechnische Anlagen als auch in dezentrale Luftreiniger eingebaut. Es gibt in der wissenschaftlichen Literatur Hinweise darauf, dass die Inzidenz invasiver Aspergillosen mit der Stärke der Exposition gegenüber Aspergillussporen zusammenhängt, dass mittels HEPA-Filtrierung die Exposition gegenüber Aspergillussporen gesenkt werden kann, und dass bei Patienten in der Hämato-Onkologie mittels HEPA-Filtrierung die Inzidenz der invasiven Aspergillose gesenkt werden kann. Die Expositionsprophylaxe ist eine allgemein anerkannte Maßnahme, deren Wirksamkeit jedoch bisher noch nicht durch randomisierte Studien ausreichend belegt ist. Auch eine kürzlich durchgeführte Meta-Analyse konnte diesen Nachweis nicht erbringen.

Zwischenfazit: Patienten mit einer intensiven Chemotherapie, und hier handelt es sich insbesondere um Patienten mit einer akuten Leukämie, sind einem besonders hohen Risiko für invasive Aspergillosen ausgesetzt. Da es zu Beginn der vorliegenden Untersuchung zwar vielversprechende Möglichkeiten, aber noch keine gut evaluierten Maßnahmen zur IPA-Prophylaxe für diese Patientengruppe gab, wurde eine randomisierte kontrollierte Studie zur Prüfung dezentraler Luftreiniger mit HEPA-Filter geplant und durchgeführt.

---

[16] Die Studienergebnisse wurden 2007 veröffentlicht, also erst nach Durchführung der Intervention der vorliegenden Untersuchung.

3 Ziele der empirischen Untersuchung

3.1 Übersicht

Die vorliegende Untersuchung verfolgte die Ziele:

Phase 1: Prüfung der Eignung des ausgewählten Luftreinigers

Phase 2: Auswertung von historischen Vergleichsdaten mittels einer retrospektiven Analyse (Historische Kontrollgruppe).

Phase 3: Prüfung der klinischen Wirksamkeit mobiler Luftreiniger mit HEPA-Filter mittels einer zweiarmigen, randomisierten kontrollierten Studie (HEPA-Filter-Gruppe und Scheinfilter-Gruppe).

3.2 Erläuterungen

Hauptziel und primäre Motivation zur Durchführung der vorliegenden Untersuchung war die Prüfung der Wirksamkeit von dezentralen Luftreinigern in einer randomisierten kontrollierten Blindstudie. Es sollte gezeigt werden, ob der Einsatz von dezentralen Luftreinigern mit HEPA-Filtern in Krankenzimmern mit Hochrisikopatienten einschließlich begleitender Maßnahmen zu einer Reduktion der IPA-Inzidenz führt.

Die Inzidenz der akuten IPA ist in den letzten Dekaden von 6 % auf 11 % angestiegen. Der Anstieg ist insbesondere auf die ansteigenden Häufigkeit von Risikopatienten zurückzuführen. Am häufigsten tritt die IPA bei Patienten mit einer hämatologischen Neoplasie, insbesondere bei akuten Leukämien, sowie im Rahmen der allogenen hämatopoetischen Stammzelltransplantation auf (Bordow et al. 2005; Gothe et al. 2006). Im Unterschied zu Patienten, die eine allogene Stammzelltransplantation erhalten und sich hierbei in der Regel in einer geschützten Umgebung mit filtrierter Luft befinden, werden Patienten mit einer akuten Leukämie bei etwa gleichem IPA-Risiko in ungeschützten Umgebungen auf normalen onkologischen Stationen untergebracht. Somit erschien es sinnvoll, für diese Risikogruppe eine Lösung zu finden, die auch auf einer normalen Station umgesetzt werden konnte. Hierfür war die Verwendung von dezentralen Luftreinigern mit HEPA-Filter eine geeignete zu prüfende Interventionsmaßnahme. Sollte sich diese Maßnahme als klinisch wirksam herausstellen, sollte im Anschluss daran eine inkrementelle ökonomische Analyse durchgeführt werden, um eventuelle Kosteneinsparungen durch geringere Therapiekosten für die Aspergillose einzuschätzen. Da die Wirksamkeit jedoch nicht nachgewiesen werden konnte, wurde dieses Ziel fallen gelassen. Bevor die Studie zur Überprüfung der Wirksamkeit von dezentralen Luftreinigern begonnen werden konnte, waren Voruntersuchungen zur Überprüfung der Eignung der Luftreiniger sowie die retrospektive Untersuchung einer historischen Kontrollgruppe notwendig.

Zur besseren Unterscheidung der Gruppen werden im Folgenden die Bezeichnungen „historische Kontrollgruppe", „HEPA-Filter-Gruppe" (für die Interventionsgruppe der randomisierten Studie) und „Scheinfilter-Gruppe" (für die Kontrollgruppe der randomisierten Studie) verwendet.

Das infektiöse Agens der invasiven Aspergillose sind die Sporen der Aspergillus-Spezies. Die Sporen haben eine Größe von 2 bis 3 µm. Wenn also ein Luftreiniger diese Sporen aus der Luft filtern soll, muss er mindestens diese Partikelgröße in seinen Filtern zurückhalten. Darüber hinaus muss der Luftreiniger so aufgebaut sein, dass kein Luftstrom an den Filtern vorbei geht und trotz Hochleistungsfilter dennoch Partikel in die Luft verwirbelt. Zudem sollte der Luftreiniger mit seinem Ventilator, der möglichst geräuscharm arbeiten sollte, genügend Luft umsetzen können, um die Luft von Räumen in einer mittleren Größe eines Krankenzimmers mit ein bis zwei Betten mehrmals in einer Stunde filtern zu können, so dass sich die Sporenkonzentration innerhalb weniger Stunden deutlich senken lässt. Der Luftreiniger sollte leicht auseinander zu bauen und zu reinigen sein. Das Ziel der Voruntersuchungen war somit herauszufinden, ob der gewählte Luftreiniger diese Bedingungen erfüllte und damit für die klinische Studie geeignet war.

Es ergab sich bei der Planung der Untersuchung eine Diskrepanz zwischen den Inzidenzangaben in Publikationen und der spontan geschätzten Inzidenz in den an der prospektiven Studie beteiligten Zentren. Die Inzidenzangaben in Publikationen hatten meist recht unspezifische Populationen, auf die sie sich bezogen, wie z. B. hämato-onkologische Stationen. In diesen Fällen war der Case-Mix auf den Stationen in der Publikation nicht angegeben, so dass die Übertragbarkeit der Angaben fraglich war. Zudem würde die Angabe selbst bei einer Übertragbarkeit keine verlässlichen Daten für die Berechnung der erforderlichen Fallzahl in der randomisierten Studie ergeben, da für die geplante randomisierte Studie die Patienten stark selektiert wurden. Die geschätzte Inzidenz in den Studienzentren war wesentlich höher, da sie sich auf die Patienten bezog, die ein hohes Risiko für eine invasive Aspergillose haben. Hierbei handelte es sich um Patienten, die sich einer intensiven Chemotherapie mit einer hohen Wahrscheinlichkeit einer lang andauernden

Neutropenie unterziehen. Die Ermittlung der Vergleichsdaten einer historischen Kontrollgruppe diente somit einerseits dazu, die Inzidenz der IPA unter den gleichen Bedingungen wie die nachfolgende randomisierte Studie zu ermitteln, so dass eine valide Fallzahlkalkulation durchgeführt werden konnte. Sie diente aber auch andererseits dazu, Abbruchkriterien für die randomisierte Studie zu formulieren: Es sollte verhindert werden, dass die Patienten durch die Kontrollintervention (Luftreiniger mit „Scheinfiltern") geschädigt werden. Es gab ein denkbares Risiko der Scheinfilter-Gruppe, dass die Luftreiniger mit Scheinfiltern die Sporenkonzentration in der Luft der betreffenden Krankenzimmern erhöhen, einerseits durch Aufwirbelung am Boden liegender Sporen, andererseits durch Verschmutzung und nachfolgende Besiedlung des „Placebo-Luftreinigers" mit Aspergillen. Durch die Ermittlung der historischen Vergleichszahlen konnte die Häufigkeit der IPA in der Scheinfilter-Gruppe mit derjenigen in der historischen Kontrollgruppe verglichen und somit eine mögliche Schädigung festgestellt werden. Es wurden verschiedene Maßnahmen ergriffen, um dieses Risiko so gering wie möglich zu halten (vgl. Kapitel 4.3.9.1, S. 72).

Somit ergaben sich für die empirische Untersuchung folgende Fragestellungen:

1. Ist der ausgewählte Luftreiniger zur Verwendung in der Hämato-Onkologie geeignet?

2. Wie hoch ist die Häufigkeit der IPA in einer historischen Kontrollgruppe? Welche weiteren Charakteristika weist diese Gruppe auf?

3. Kann durch die Verwendung eines geigneten dezentralen Luftreinigers die Häufigkeit der IPA bei Hochrisikopatienten in der Hämato-Onkologie gesenkt werden?

4 Patienten, Material und Methoden

4.1 Prüfung der Eignung des ausgewählten Luftreinigers

4.1.1 Beschreibung des ausgewählten Luftreinigers

Für die vorliegende Untersuchung wurden Luftreiniger der Marke „IQAir® HealthPro 250" der Firma Incen AG (Goldach, Schweiz) ausgewählt (vgl. Abb. 8).

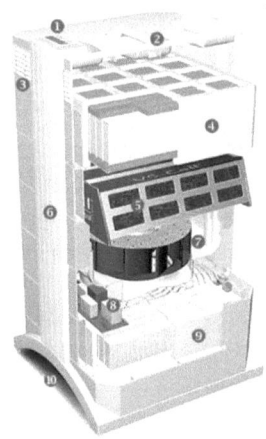

1. Bedienfeld zur Einstellung der Reinigungsstufe etc.
2. Tragegriff
3. Luftaustritt
4. HyperHEPA-Filter
5. V5-Cell Gas- und Geruchsfilter
6. Verschlussarme
7. Trommel-Zentrifugalventilator
8. Ventilator-Steuerung
9. Vorfilter
10. Lufteintritt

Abb. 8: IQAir® HealthPro 250

Bei dem Luftreiniger gelangt die Raumluft durch zwei bogenförmige Einlässe am Boden des Geräts in den Luftreiniger hinein (10). Ein Ventilator in der Mitte des Geräts zwischen den Filterelementen saugt die Luft an (7). Die Luft wird durch ein Vorfilter-Element mit einem Feinstaubfilter (9) gezogen, wodurch die Anwendungsdauer des HEPA-Filters erhöht wird. Anschließend strömt die Luft durch einen V5-Cell™ Gas- und Geruchsfilter mit einem Granulat aus Aktivkohle und imprägniertem Aluminiumoxid (5) und am Schluss durch einen gefalteten Hyper-HEPA-Filter (4). Auf der Oberseite des Geräts wird die gereinigte Luft an einem 360-Grad-Luftauslass gleichmäßig verteilt und verringert somit Luftzug und Staubaufwirbelung. An den Seiten befinden sich zwei Verschlussarme (6), mit denen das Gerät geöffnet werden kann. Die Filter lassen sich dann zum Austausch sehr leicht entnehmen. Auf der Oberseite des Geräts befindet sich ein Bedienfeld (1), in dem die Leistungsstufe eingestellt und weitere Einstellungen vorgenommen werden können.

4.1.2 Ziel der Prüfung

Bevor die ausgewählten Luftreiniger in den Kliniken eingesetzt werden sollten, sollten sie auf ihre Eignung geprüft werden:

- Eignung zum Einsatz in Räumen von der durchschnittlichen Größe eines Krankenzimmers hinsichtlich der Reinigungsleistung und der Geräuschentwicklung
- Eignung zur Gerätemanipulation, um die Verblindung des Klinikpersonals und der an der Datenerhebung und Auswertung beteiligten Personen zu gewährleisten.

4.1.3 Studiendesign

Es wurden Dokumente des Herstellers des Luftreinigers ausgewertet und Testserien mit dem Luftreiniger unter verschiedenen Bedingungen durchgeführt.

4.1.4 Partikelmessung

Zur Überprüfung, ob der Luftreiniger IQAir® HealthPro 250 Aspergillussporen, das heißt Partikel in der Größe von 2 µm bis 3 µm, zurückhält, wurden Luftreiniger mit allen aktiven Filtern auf verschiedenen Stufen eingeschaltet und die Luft am Luftauslass des Geräts mit dem tragbaren Luftpartikelzähler MetOne, der Partikel ab einer Größe von 0,3 µm erfasst, gemessen.

4.1.5 Luftkeimmessungen

Luftkeimmessungen erfolgen grundsätzlich entweder aktiv über das Impaktionsverfahren oder passiv über das Sedimentationsverfahren. Beim Impaktationsverfahren wird ein definiertes Luftvolumen über einen Luftkeimsammler angesaugt und die partikulären Bestandteile auf einem Kulturmedium abgeschieden. Die Keime auf dem Kulturmedium werden anschließend im Brutschrank bei 37 °C zur Auskeimung gebracht (Inkubation). Beim Sedimentationsverfahren wird das Kulturmedium für eine definierte Zeit an bestimmten Orten abgestellt. Anschließend erfolgt ebenfalls die Inkubation im Brutschrank.

In der vorliegenden Untersuchung erfolgten die Luftkeimmessungen über das Impaktionsverfahren, da mit diesem Verfahren der Keimgehalt der Luft pro Kubikmeter Luft errechnet werden kann. Es wurden jeweils Proben der Außenluft sowie der Innenraumluft mit einem Luftkeimsammler (Impaktor) auf geeignete Nährmedien (Würze-Agar) genommen. Es wurde der Luftkeimmesser MAS–100® der Firma Merck (Abb. 9) verwendet. In diesem Luftkeimmesser wird die Luft durch einen perforierten Deckel angesaugt und trifft auf einen Nährboden in einer Petrischale. Die angesaugten Mikroorganismen werden so auf dem Kulturmedium eingeschlossen. Das Gerät misst den Luftstrom und reguliert das angesaugte Volumen auf einen Wert von 100 Liter pro Minute.

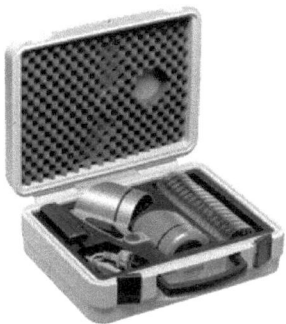

Abb. 9: Luftkeimmesser MAS–100® mit Merck Envirocheck®-Platten.

Anschließend wurden die Petrischalen bei 37 °C im Brutschrank sieben Tage lang bebrütet. Die inkubierten Petrischalen wurden täglich auf Pilzwachstum kontrolliert. Nach Ablauf dieser Inkubationszeit wurde die Anzahl der Kolonien, die sich in der Petrischale gebildet hatten, ausgezählt und über das Probeluftvolumen als koloniebildende Einheit (KBE) pro Kubikmeter Luft hochgerechnet. Da der Keimgehalt in der Luft natürlichen Schwankungen unterliegt, wurde jede Luftkeimmessung doppelt durchgeführt und das arithmetische Mittel als Wert festgehalten.

Es befinden sich in der Luft auch Konidien, die nicht keimfähig sind. Durch diese Form der Probenahme wurde gewährleistet, dass die nicht keimfähigen Konidien nicht mitgezählt wurden. Dies ist insofern sinnvoll, als sie im menschlichen Körper ja auch keine Erkrankung verursachen können.

Die Keimzahlmessungen sowie die Versuche mit den Luftreinigern fanden in Kooperation mit dem Institut für Allgemeine Hygiene, Krankenhaus- und Umwelthygiene am Klinikum Bremen-Mitte unter Leitung von PD Dr. Reinhard Holländer statt. Dort wurden die Räume und die Materialien freundlicherweise zur Verfügung gestellt.

Weitergehende Keimzahlmessungen wie zum Beispiel Abklatschproben oder Materialproben waren nicht erforderlich, da es in der vorliegenden Untersuchung ausschließlich darum ging festzustellen, wie viele entwicklungsfähige Keime sich in der Luft befinden, die über die Atemluft zu einer invasiven pulmonale Aspergillose führen können.

4.1.5.1 Natürliche Umgebungsbedingungen

In einem ungenutzen Raum des Instituts für Allgemeine Hygiene, Krankenhaus- und Umwelthygiene am Klinikum Bremen Mitte von ca. 75 m^3 Größe – dies entspricht der Größe eines durchschnittlichen Krankenzimmers in den beteiligten Krankenhäusern – wurden unter natürlichen Bedingungen Luftkeimmessungen außen sowie innen vorgenommen. Anschließend wurde der Luftreiniger IQAir® HealthPro 250 mit allen Filtern auf Stufe 3 laufen gelassen und in den folgenden 4 Stunden alle 30 Minuten Luftproben genommen. Am Ende wurde nochmals eine Außenprobe genommen. Das Fenster im Raum wurde nur einmal zu Beginn und einmal am Schluss geöffnet, um Außenproben zu nehmen. Die Tür war in der Regel ebenfalls verschlossen und wurde nur jeweils geöffnet, wenn der Untersucher den Raum für eine Luftmessung betreten musste. Dies sollte die normale Situation eines Krankenzimmers simulieren. Am nächsten und übernächsten Tag fand jeweils dasselbe Prozedere statt, mit dem Unterschied, dass am nächsten Tag der Luftreiniger lediglich einen Vorfilter enthielt, keinen HEPA-Filter, und dass am übernächsten Tag der Luftreiniger keinerlei Filter enthielt („Placebo"-Gerät). Jeweils wurden die Petrischalen bei 37 °C im Brutschrank sieben Tage lang bebrütet, die Kolonien wurden ausgezählt und über das Probeluftvolumen als koloniebildende Einheit (KBE) pro Kubikmeter Luft hochgerechnet. Aus den Ergebnissen wurden Zeit-Wirkungs-Kurven erstellt und miteinander verglichen.

4.1.5.2 Extreme Umgebungsbedingungen

Um die Wirkung des Luftreinigers unter extremen Umgebungsbedingungen zu testen, wurde ein Raum von ca. 75 m^3 Größe mit Aspergillussporen kontaminiert, indem in eine vorher angezüchtete Aspergillus-Kolonie geblasen wurde, so dass sich eine große Menge Sporen im Raum verteilte. Sodann wurden im Laufe von 3 Stunden alle 15 Minuten Luftproben entnommen und die Keimzahl pro Kubikmeter Luft gemessen. Anschließend wurde derselbe Raum wiederum auf die gleiche Weise kontaminiert und ein Luftreiniger laufen gelassen. Es wurden wiederum Luftproben in denselben Abständen entnommen und im Brutschrank zur Auskeimung gebracht. Aus den Ergebnissen wurden Zeit-Wirkungs-Kurven erstellt und miteinander verglichen. Zudem wurden jeweils Luftkeimmessungen in der Außenluft, d. h. vor dem Fenster, zu Beginn und zu Ende des Versuchs vorgenommen. Das Fenster des Raums war jedoch während des Versuchs geschlossen. Anschließend wurde der Raum gründlich gelüftet.

4.1.6 Manipulation der Luftreiniger zur Verblindung

Es wurde überprüft, ob sich die Luftreiniger zur Manipulation eigneten, so dass von außen nicht erkennbar war, ob es sich um aktive Luftreiniger *("Verum")* oder inaktive Luftreiniger mit „Scheinfiltern" *("Placebo")* handelte. Dazu erfolgte vom Produzenten der Luftreiniger, Incen AG aus Goldach in der Schweiz, eine Sonderanfertigung von „Scheinfiltern", die anschließend in das Gerät eingesetzt wurden.

4.2 Auswertung von historischen Vergleichsdaten

4.2.1 Ziel der Analyse

Ziel der retrospektiven Analyse war die Ermittlung von Vergleichsdaten für die nachfolgende prospektive randomisierte kontrollierte Studie. Hauptziel war die Ermittlung der Häufigkeit von invasiven pulmonalen Aspergillosen in einem definierten Patientenkollektiv in einem Zeitraum, in dem keine HEPA-Prophylaxe vorgenommen wurde. Die IPA-Häufigkeit sollte zum einen für die Fallzahlschätzung der nachfolgenden prospektiven Studie und zum anderen für die Überprüfung von Abbruchkriterien genutzt werden. Als Nebenziel wurden weitere Daten erhoben, um die Vergleichbarkeit der historischen Kontrollgruppe mit den Patienten der prospektiven randomisierten Studie zu prüfen.

4.2.2 Studiendesign

Es wurde eine retrospektive Analyse von Patientendaten aus Krankenakten durchgeführt.

4.2.3 Patienten

In den Archiven des Klinikums Bremen-Mitte wurden alle Akten über die Krankenhausaufenthalte von Patienten mit einer akuten Leukämie, die in den Jahren 2001 bis 2003 stationär behandelt wurden, analysiert. Durch die unten aufgeführten Ein- und Ausschlusskriterien sollte etwa das gleiche Patientenkollektiv erfasst werden wie in der nachfolgenden prospektiven randomisierten Studie:

Einschlusskriterien

- Stationär behandelte Patienten mit einer akuten Leukämie
- Patienten, die eine intensive Chemotherapie erhielten, die in der Regel eine Neutropenie < 500/µL und > 10 Tage nach sich zog.
- Alter mindestens 18 Jahre.

Ausschlusskriterien

- Patienten mit einer invasiven Aspergillose in der Anamnese
- Patienten mit einer systemischen Antimykotika-Therapie
- Patienten nach allogener Stammzelltransplantation[17].

Die Erhebung der Parameter begann bei den jeweiligen Patienten mit Beginn der intensiven Chemotherapie (Vorphase oder Induktionstherapie) und endete nach Abschluss der Konsolidation, bzw. wenn dies nicht erreicht wurde, mit dem letzten Krankenhausaufenthalt oder Tod.

Folgende Parameter wurden erhoben:

- Basisparameter wie Alter, Geschlecht und Diagnose
- Häufigkeit der neu aufgetretenen invasiven pulmonalen Aspergillosen und Dauer des IPA-freien Intervalls. Die invasiven Aspergillosen wurden in die Kategorien mögliche, wahrscheinliche und gesicherte IPA eingeteilt (Ascioglu et al. 2002)[18].

---

[17] Erläuterung: In den beteiligten Zentren wurden autologe aber keine allogenen Stammzelltransplantationen durchgeführt. Für allogene Stammzelltransplantationen wurden die Patienten in andere Zentren überwiesen.

- Tod und Todesursachen innerhalb des Beobachtungszeitraums (Induktionstherapie und Konsolidierungstherapie).
- Gesamtdauer der Neutropenie in Tagen während der Krankenhausaufenthalte. Für die Neutropenie wurde die Definition „Neutrophile Granulozyten (Segment- und Stabkernige) <500/mm^3" (Link et al. 2006) verwendet. Wenn die neutrophilen Granulozyten nicht bestimmt wurden, wurde ersatzweise eine entsprechende Definition für die Leukopenie verwendet: „Leukozyten <1000/mm^3", da etwa 50 bis 70 % der Leukozyten neutrophile Granulozyten sind (Hick et al. 2006).
- Gesamtdauer der Krankenhausaufenthalte. Jeder Tag, den ein Patienten im Krankenhaus verbrauchte, wurde gezählt.
- Gesamtanzahl der Tage, an denen systemische Antimykotika verabreicht wurden. Es wurden alle Tage gezählt, an denen ein Patient mit einer IPA systemische Antimykotika gegen filamentöse Pilze erhielt. Zu diesen Antimykotika zählten die Wirkstoffe konventionelles und liposomales Amphotericin B, Voriconazol und Caspofungin. Amphotericin B wird über den Magen-Darm-Trakt nicht resorbiert und gelangt auf diesem Wege nicht in den Blutkreislauf. Daher zählten orale Anwendungen von Amphotericin B als Suspension oder Lutschtablette nicht zu den systemischen Verabreichungen.

4.3 Prüfung der klinischen Wirksamkeit

4.3.1 Studienziel und Hypothesen

Studienziel war die Prüfung der klinischen Wirksamkeit der Verwendung von Luftreinigern mit HEPA-Filter-Systemen in Krankenzimmern bei stationären Hochrisikopatienten einschließlich begleitender Maßnahmen hinsichtlich der Reduktion der Häufigkeit der IPA.

Die zu prüfenden Hypothesen lauten wie folgt:

Nullhypothese H_0: $P_1 = P_2$. Die Wahrscheinlichkeit, an einer IPA zu erkranken, ist in der Interventionsgruppe gleich hoch wie in der Kontrollgruppe.

---

[18] Die Kriterien wurden 2008 überarbeitet, so dass sie für die vorliegende Untersuchung noch nicht verwendet werden konnten (De Pauw et al. 2008).

Alternativhypothese H_1: $P_1 \neq P_2$. Die Wahrscheinlichkeit, an einer IPA zu erkranken, ist in der Interventionsgruppe und in der Kontrollgruppe verschieden groß.

4.3.2 Studiendesign

Bei der vorliegenden Studie handelt es sich um eine prospektive, kontrollierte, in Blöcken randomisierte Dreifachblindstudie, bei der die Verwendung von Luftreinigern mit aktiven HEPA-Filtern gegen die Verwendung von Luftreinigern mit „Scheinfiltern" geprüft wurde.

An der Untersuchung waren die Zentren Klinikum Bremen-Mitte (früher: Zentralkrankenhaus St.-Jürgen-Straße) und Klinikum Oldenburg (früher: Städtische Kliniken Oldenburg).

Die Studie wurde in der Ethikkommission der Ärztekammer Bremen beraten und zustimmend bewertet. Die Ethikkommission der Ärztekammer Niedersachsen prüfte die eingereichten Unterlagen und schloss sich dem Votum der Ethikkommission der Ärztekammer Bremen an (siehe Anhang).

- Verblindung: Die verwendeten Luftreiniger wurden in die Gruppen „A" und „B" eingeteilt. Die Gruppenzuteilung war in sehr großer Schrift gut sichtbar an den Geräten angebracht. Von außen war nicht zu erkennen, ob es sich um ein Gerät mit echten oder mit „Schein-Filtern" handelte. Die Verschlussarme der Luftreiniger waren versiegelt. Verblindet waren die Patienten, das Klinikpersonal und der Verfasser. Der Verfasser führte im Klinikum Bremen-Mitte die Patienteninformation durch und sorgte dafür, dass die Patienten die Luftreiniger aus der richtigen Gruppe im Zimmer hatten. Im Klinikum Oldenburg übernahm diese Tätigkeiten der ebenfalls verblindete pflegerische Stationsleiter. Nicht verblindet waren der Krankenhaushygieniker des Klinikums Oldenburg, der Händler und Mitarbeiterinnen des Instituts für angewandte Pflegeforschung (iap), Universität Bremen (heute: Institut für Public Health und Pflegeforschung, Abt. Interdisziplinäre Alterns- und Pflegeforschung). Nicht verblindete Mitarbeiterinnen des Instituts für angewandte Pflegeforschung übernahmen die Wartung der Geräte, da die Geräte dafür geöffnet werden mussten und die Gruppe offensichtlich wurde.

- Randomisierung und verdeckte Zuordnung: Es wurde eine computergenerierte Randomisierungsliste mit zufällig wechselnden Blocklängen mittels einer Internetanwendung erstellt[19]. Anhand dieser Liste wurde die Gruppenzuteilung in nummerierten, verschlossenen und blickdichten Umschlägen auf den jeweiligen Stationen aufgestellt.

4.3.3 Patienten

Die Rekrutierung der Patienten erfolgte in den onkologischen Abteilungen des Klinikums Bremen-Mitte und des Klinikums Oldenburg. Die Auswahl geeigneter Patienten erfolgte durch das jeweilige Klinikpersonal auf den beteiligten Stationen.

Um einen homogene Gruppe an Studienteilnehmern zu erhalten, wurden folgende Ein- und Ausschlusskriterien definiert:

Einschlusskriterien

- Stationär behandelte Patienten, die für eine Therapieform mit zu erwartender bzw. möglicher Neutropenie < 500/µL und > 10 Tage vorgesehen waren. Zu dieser Patientengruppe gehörten: Patienten mit Remissionsinduktion bei AML (de novo, sekundär oder Rezidiv), Konsolidationen bei AML, Hochdosis-Cytosin-Arabinosid-Therapien, Remissionsinduktion II bei ALL, Doppel- und Mehrfachinduktionen, Patienten mit einer früheren unerwartet langen Neutropenie nach konventioneller Chemotherapie, Therapie mit Purinanaloga, Grunderkrankung mit ausgedehnter Infiltration des Knochenmarks oder initialer Knochenmarkhypoplasie bzw. -aplasie
- Alter mindestens 18 Jahre
- Einwilligungsfähigkeit des Patienten
- Schriftliches Einverständnis des Patienten.

Ausschlusskriterien

- Patienten mit einer invasiven Aspergillose in der Anamnese
- Patienten mit bestehendem Verdacht auf eine invasive Aspergillose zum Zeitpunkt des möglichen Einschlusses
- Patienten mit einer systemischen Antimykotika-Therapie zum Zeitpunkt des Einschlusses

---

[19] http://www.randomization.com/

- Patienten nach allogener Stammzelltransplantation[20]
- Patienten, bei denen eine zuverlässige Durchführung der Studie nicht gewährleistet werden konnte, wie z. B. bei mangelndem sprachlichen Verständnis, mangelndem Verständnis der Studie aus sonstigen Gründen oder einer Bewusstseinstrübung zum Zeitpunkt des möglichen Einschlusses.

Alle Patienten, die für die Studie in Frage kamen, wurden vor Beginn einer intensiven myelosuppressiven Behandlung persönlich über die Ziele und Methoden der Studie sowie über Belange des Datenschutzes informiert. Nach der Einwilligung zur Teilnahme unterschrieben sie eine Einwilligungserklärung (siehe Anhang) und erhielten eine Patienteninformation (siehe Anhang), in der die Zusammenhänge, die im Aufklärungsgespräch besprochen wurden, schriftlich festgehalten waren. Anschließend wurde der Luftreiniger ins Patientenzimmer gestellt, der der Gruppenzuteilung des Patienten/der Patientin entsprach, und eingeschaltet. Die Patientin/der Patient wurde über die Verwendung des Geräts informiert, insbesondere der Möglichkeit der Drosselung der Leistung zur Nacht. Alle Studienteilnehmer erhielten die im jeweiligen Zentrum vorgehaltenen FFP3-Masken und wurden über deren Verwendung informiert. Die Patienten erhielten einen Vermerk in der Krankenakte, zu welcher Gruppe sie gehörten (verblindet in „A" und „B"), damit bei Wiederaufnahme der Patienten wieder das richtige Gerät ins Zimmer gestellt werden konnte. Bei der Wiederaufnahme setzte sich die HEPA-Prophylaxe unter Beachtung der Gruppenzugehörigkeit jeweils fort.

Die Beobachtungszeit begann mit dem Tag, an dem der Einschluss in die Studie erfolgte, also vor Beginn der intensiven Chemotherapie, und endete nach Abschluss der Konsolidierungstherapie, bzw. wenn dies nicht erreicht wurde mit dem letzten Krankenhausaufenthalt oder Tod.

4.3.4 Interventionen

Die experimentelle Intervention bestand in dem Aufstellen der Luftreiniger „IQAir® HealthPro 250" der Firma Incen AG, Goldach in der Schweiz, mit dem vollständigen Filtersatz. Im Klinikum Bremen-Mitte wurden die Geräte an der Wand angebracht, da in den

---

[20] Erläuterung: In den beteiligten Zentren wurden autologe aber keine allogenen Stammzelltransplantationen durchgeführt. Für allogene Stammzelltransplantationen wurden die Patienten in andere Zentren verlegt.

Zimmern am Boden zu wenig Platz war; im Klinikum Oldenburg standen die Geräte am Boden auf Rollen, so dass sie leicht bewegt werden konnten.

Die Kontrollintervention bestand in dem Aufstellen derselben Luftreiniger mit dem Unterschied, dass sie keine Vor- und HEPA-Filter, sondern die entsprechenden speziell hergestellten Scheinfilter enthielten.

Die Begleitmaßnahmen bestanden darin, dass alle Teilnehmer der Studie aufgefordert wurden, Fenster und Türen möglichst nicht dauerhaft geöffnet zu lassen, sondern nur Stoßlüftungen für die Dauer von 10 bis 15 Minuten vorzunehmen. Es sollte hierfür auch um Verständnis bei den Mitpatienten gebeten werden. Zudem sollten möglichst oft FFP3-Schutzmasken getragen werden, wenn die Patienten das Zimmer verließen, zum Beispiel um zu Untersuchungen zu gehen, oder wenn das Zimmer gelüftet wurde.

Wenn ein Patient in die Studie eingeschlossen wurde, wurde ein Luftreiniger entsprechend der Randomisierung im Zimmer untergebracht und eingeschaltet. Alle Studienteilnehmer und in aller Regel auch die Patienten, die in demselben Krankenzimmer untergebracht waren, sowie das Klinikpersonal auf den Stationen wurden über Hintergrund und Ziel der Maßnahme und über die Bedienung der Geräte sowie über die Begleitmaßnahmen informiert. Der Luftreiniger konnte per Fernbedienung auch vom Bett aus gesteuert werden. Das Benutzerhandbuch lag auf den Stationen aus. Die Luftreiniger sollten tagsüber auf Stufe 2 bis 3 eingestellt werden und konnten nachts nach Belieben auf Stufe 1 zurückgestellt werden. Die Patienten erhielten FFP3-Mundschutzmasken und konnten jederzeit von Pflegepersonal neue Masken erhalten.

4.3.5 Abbruchkriterien

Um die Belastungen für die Studienteilnehmer zu minimieren, wurden Zwischenauswertungen geplant. Ziel der Abbruchkriterien war zum einen die Sicherheit der Patienten sowohl in der Interventionsgruppe (HEPA-Filter-Gruppe) als auch in der Kontrollgruppe (Scheinfilter-Gruppe). Die Scheinfiltergruppe sollte kein schlechteres Ergebnis als die historische Kontrollgruppe und die HEPA-Filter-Gruppe kein schlechteres Ergebnis als die Scheinfilter-Gruppe haben, ansonsten müsste damit gerechnet werden, dass die Patienten durch die Interventionen geschädigt würden. Zum anderen sollte die Studie abgebrochen werden, wenn keine Konstellation denkbar war, die dazu führen konnte, dass das Ergebnis nicht zu Gunsten der HEPA-Filter-Gruppe statistisch signifikant ausfallen würde. Es wurde also bei jedem Ereignis ein Signifikanztest durchgeführt und zusätzlich geprüft, ob das Ergebnis weiterhin signifikant wäre, wenn alle verbleibenden Patienten laut Fallzahlschätzung ein im Sinne des erwünschten Studienoutcomes ungünstiges Ergebnis aufwiesen, also alle verbleibenden Patienten in der HEPA-Filter-Gruppe eine IPA entwickeln würden, dagegen kein Patient in der Scheinfilter-Gruppe. Eine Anpassung des Signifikanzniveaus α an multiples Testen war wegen dieser Zusatzbedingung nicht erforderlich. Damit sollte eine unnötig lange Laufzeit der Untersuchung verhindert werden, so dass bei allen Hochrisikopatienten die wirksame Intervention so schnell wie möglich zur Anwendung kommen könnte.

Die Studie sollte somit bei Vorliegen von mindestens einer der folgenden Bedingungen abgebrochen werden:

1. Sicherheit der Scheinfilter-Gruppe: Die Schein-Filter-Gruppe hat bei der Prüfung nach jedem Ereignis eine statistisch signifikant höhere kumulative Inzidenz als die historische Kontrollgruppe (Signifikanzniveau α = 0,1).
2. Sicherheit der HEPA-Filter-Gruppe: Die HEPA-Filter-Gruppe hat bei der Prüfung nach jedem Ereignis ein statistisch signifikant schlechteres Ergebnis als die Scheinfilter-Gruppe des RCT erzielt (Signifikanzniveau α = 0,1).
3. Abbruch bei nachgewiesener Wirksamkeit: Der Vorsprung der HEPA-Filter-Gruppe hinsichtlich der IPA-Inzidenz kann bei den verbleibenden Patienten selbst durch die ungünstigste mögliche Verteilung nicht mehr verkürzt werden (Signifikanzniveau α = 0,05).

Die Abbruchkriterien sind mit der *World Medical Association Declaration of Helsiniki - Ethical Principles for Medical Research Involving Human Subjects* vereinbar, in der es unter Punkt 20 heißt: "Physicians may not participate in a research study involving human subjects unless they are confident that the risks involved have been adequately assessed and can be satisfactorily managed. Physicians must immediately stop a study when the risks are found to outweigh the potential benefits or when there is conclusive proof of positive and beneficial results."[21] Die Kriterien wurden von nicht verblindeten Mitarbeiterinnen des

---

[21] Die aktuelle Fassung der Deklaration von Helsinki findet sich auf der Internetseite: http://www.wma.net/en/30publications/10policies/b3/index.html (Stand 22.10.2008).

Instituts für angewandte Pflegeforschung, Universität Bremen, geprüft. Der Verfasser sollte lediglich informiert werden, wenn eine der Bedingungen erfüllt gewesen wäre.

4.3.6 Zielparameter

4.3.6.1 Hauptzielparameter

Als Hauptzielparameter wurde die Anzahl neu aufgetretener invasiver pulmonaler Aspergillosen definiert.

Die aufgetretenen invasiven Aspergillosen wurden in die Kategorien mögliche, wahrscheinliche und gesicherte IPA eingeteilt (Ascioglu et al. 2002).

4.3.6.2 Nebenzielparameter

Als Nebenzielparameter wurden erhoben:

- Dauer des IPA-freien Intervalls
- Tod und Todesursachen innerhalb des Beobachtungszeitraums (während der Induktions- und Konsolidierungstherapie)
- Dauer der Neutropenie in Tagen während der Krankenhausaufenthalte
- Gesamtdauer der Krankenhausaufenthalte
- Gesamtdauer systemischen Therapie gegen filamentöse Pilze (nur IPA-Fälle).

Für die Neutropenie wurde die Definition „Neutrophile Granulozyten (Segment- und Stabkernige) <500/mm^3" (Link et al. 2006) verwendet. Wenn die neutrophilen Granulozyten nicht bestimmt wurden, wurde ersatzweise eine entsprechende Definition für die Leukopenie verwendet: „Leukozyten <1000/mm^3", da etwa 50 bis 70 % der Leukozyten neutrophile Granulozyten sind (Hick et al. 2006).

4.3.7 Statistische Verfahren

Es wurde eine Intention-to-Treat-Analyse anhand der Daten aller per Randomisierung einer Gruppe zugeteilten Patienten durchgeführt. Zusätzlich wurde eine Per-Protocol-Analyse durchgeführt, die in dem vorliegenden Fall sinnvoll erschien, da die Patienten, bei denen die Intervention abgebrochen wurde, das entscheidende Einschlusskriterium, nämlich die Durchführung einer intensiven Chemotherapie, nicht erfüllten.

Nur das Hauptzielkriterium wurde induktiv ausgewertet, alle Nebenzielkriterien wurden deskriptiv bewertet. Das Signifikanzniveau wurde allgemein auf α = 0,05 (zweiseitig) festgesetzt. Zusätzlich wurden einseitige Testungen vorgenommen, die in dem vorliegenden Fall ebenfalls sinnvoll erschienen, da es nicht denkbar ist, dass aktive Luftreiniger mit HEPA-Filter zu einer Erhöhung der IPA-Inzidenz führen können. In zwei Fällen wurde α = 0,1 (zweiseitig) gesetzt: bei der Prüfung der Sicherheit der Patienten in der HEPA-Filter-Gruppe (gegenüber der Scheinfiltergruppe) sowie in der Scheinfilter-Gruppe (gegenüber der historischen Kontrollgruppe). Der Abbruch sollte an dieser Stelle nach nicht so strengen Kriterien wie bei dem Wirksamkeitsnachweis erfolgen, da die Sicherheit der Patienten einen höheren Stellenwert als der Wirksamkeitsnachweis hat (vgl. Tab. 9).

Tab. 9: Statistische Verfahren

Parameter	Statistisches Verfahren
Häufigkeit neu aufgetretener invasiver Aspergillosen	Vier-Felder-χ^2-Test Bei einer erwarteten Häufigkeit < 5 in mindestens einer Zelle: Fisher's exakter Test α = 0,05
Dauer des IPA-freien Intervalls	Kaplan-Meier-Schätzer und Log-Rank-Test Test auf Normalverteilung Bei Normalverteilung: t-Test für unverbundene Stichproben Keine Normalverteilung: U-Test (Mann-Whitney) α = 0,05
Mortalität	Vier-Felder-χ^2-Test Bei einer erwarteten Häufigkeit < 5 in mindestens einer Zelle: Fisher's exakter Test α = 0,05
Dauer der Neutropenie	Test auf Normalverteilung Bei Normalverteilung: t-Test für unverbundene Stichproben Keine Normalverteilung: U-Test (Mann-Whitney) α = 0,05
Krankenhausaufenthalt	Test auf Normalverteilung Bei Normalverteilung: t-Test für unverbundene Stichproben Keine Normalverteilung: U-Test (Mann-Whitney) α = 0,05

Dauer der antimykotischen Therapie	Test auf Normalverteilung Bei Normalverteilung: t-Test für unverbundene Stichproben Keine Normalverteilung: U-Test (Mann-Whitney) $\alpha = 0{,}05$
Abbruchkriterien	Vier-Felder-χ^2-Test Bei einer erwarteten Häufigkeit < 5 in mindestens einer Zelle: Fisher's exakter Test Bei Prüfung der Sicherheit der HEPA-Filter- und der Scheinfilter-Gruppe: $\alpha = 0{,}1$ Bei Prüfung des vorzeitigen Wirksamkeitsnachweises: $\alpha = 0{,}05$

Fehlende Daten kamen nicht vor, einige Daten lagen sogar mehrfach vor, wie z. B. das Hauptzielkriterium IPA, das zum einen in der Patientenakte vermerkt war und zum anderen meist als radiologische Diagnose einer Computertomographie des Thorax vorlag. Mehrfach vorhandene Daten konnten somit gegenseitig kontrolliert werden. Bei Nichtübereinstimmung der Daten wurde Rücksprache mit dem Klinikpersonal genommen, um so die korrekten Daten zu ermitteln.

4.3.8 Fallzahlschätzung

Die in der Literatur angegebene relative Risikoreduktion für IPA unter dem Betrieb von Lufreinigern liegen in nicht-experimentellen Studiendesigns bei 72 % (Rhame et al. 1984), 76 % (Loo et al. 1996) und 100 % (Sherertz et al. 1987; Oren et al. 2001). Durch die Verwendung von Schutzmasken in bereits mit HEPA-Filtration ausgestatteten Räumen kann es zu einer weiteren Senkung des IPA-Risikos um 67 % kommen (Raad et al. 2002). Daher war eine relative Risikoreduktion um 60 % eine realistische Vorannahme.

Die in der historischen Kontrollgruppe berechnete Inzidenz betrug 54 %. Bei einer erwarteten Senkung der Inzidenz um 60 % (relative Risikoreduktion) durch die Intervention auf 21,6 % bei einem Fehler erster Art in Höhe von 5 % und einer Power von 80 % ergab sich bei einem zweiseitigen Test eine Fallzahlschätzung von 34 Patienten je Gruppe[22].

---

[22] Die Fallzahlschätzung wurde durchgeführt mit Lenth, R. V.: Java Applets for Power and Sample Size, http://www.stat.uiowa.edu/~rlenth/Power.

4.3.9 Qualitätssicherung

4.3.9.1 Luftreiniger

Es bestand das denkbare Risiko für die Patienten in der Scheinfilter-Gruppe, dass sie durch Schimmelbesiedlung im Innern der Geräte einer höheren Sporenbelastung ausgesetzt waren als Patienten, die nicht an der Studie teilnahmen. Daher wurde regelmäßig mit einem Partikelmessgerät überprüft, ob die Partikelanzahl am Luftauslass der Geräte (also auf der Reinraumseite) höher war als in der Umgebungsluft. Das war jedoch nie der Fall. Zudem wurden die Geräte regelmäßig gewartet. Sie wurden alle zwei Monate auf ihre korrekte Funktion geprüft, die Geräte wurden geöffnet, von außen und innen gereinigt. Anschließend wurden die Filter gewechselt, wenn es erforderlich war, und das Gerät wurde wieder geschlossen und versiegelt. Am Bedienfeld der Geräte konnte abgelesen werden, wann ein Filterwechsel erforderlich wurde. Die Personen, die diese Maßnahmen durchführten, waren nicht verblindet, gehörten aber nicht zum Klinikpersonal und hatten keinen Patientenkontakt.

4.3.9.2 Datenmanagement

Alle für die Untersuchung verwendeten Daten wurden den Krankenakten entnommen und in Dokumentationsbögen (Case Report Forms, CRFs, siehe Anhang) übertragen, zum Teil auf Papier und zum Teil elektronisch. Die Übertragung wurde von zwei verblindeten Personen durchgeführt, die sich gegenseitig kontrollierten. Die Dateneingabe in die Studiendatenbank erfolgte mittels *Microsoft® Office Excel 2003*. Alle Daten, die eine Berechnung der Dauer erforderten und damit fehleranfällig waren, wie Alter, Krankenhausaufenthaltsdauer, Neutropenie-Dauer und Tage mit systemischen Antimykotika, wurden in der Form „TT.MM.JJJJ" mit Beginn und Ende eingetragen und mit *Excel* berechnet. Nach der Dateneingabe erfolgten Plausibilitätskontrollen mittels Überprüfung auf Vollständigkeit/Missings und inhaltlicher Überprüfung (Minimum/Maximum und statistische Ausreißer). Unplausible Werte wurden mit den Originaldaten abgeglichen und gegebenenfalls korrigiert. Die Datenauswertung erfolgte mit *WinSTAT*, einem Statistik-Add-In für *Microsoft® Excel* von R. Fitch Software.

4.4 Zusammenfassung: Patienten, Material und Methoden

Für die vorliegende Untersuchung wurden Luftreiniger der Marke „IQAir® HealthPro 250" der Firma Incen AG verwendet. Die Geräte beinhalteten einen HyperHepa® Filter der Klasse H12/H13 mit einer Rückhalte-Effektivität bis zu 99,97 % bei einer Partikelgröße von 0,3 µm, einen V5-Cell™-Gas- und Geruchsfilter sowie einen PreMax™-Vorfilter der Klasse F8 mit einer Effektivität von mindestens 55 % bei einer Partikelgröße von 0,3 µm. Es wurden Tests unter natürlichen wie unter Extrembedingungen durchgeführt, um die Eignung des Luftreinigers zu ermitteln.

Vor der klinischen Prüfung des Luftreinigers wurde eine retrospektive Analyse historischer Vergleichsdaten durchgeführt. Es wurden die Krankenakten von stationären Patienten mit akuten Leukämien aus zwei Jahren ausgewertet. Eingeschlossen waren nur Patienten, die sich einer intensiven Chemotherapie unterzogen.

Mit dem Ziel, die klinische Wirksamkeit von dezentralen Luftreinigern mit HEPA-Filtern zur Prophylaxe invasiver pulmonaler Aspergillosen zu prüfen, wurde eine dreifachblinde, randomisierte kontrollierte Studie durchgeführt. Für die Studie wurden die Luftreiniger so manipuliert, dass nicht zu erkennen war, ob aktive oder Scheinfilter in den Geräten waren. Verblindet waren Patienten, Klinikpersonal (Pflegekräfte und Ärzte) sowie die Personen, die die Datenerhebung und -auswertung durchführten, unter andern auch der Verfasser.

Eingeschlossen waren Patienten, bei denen eine Neutropenie unter 500 neutrophile Granulozyten/µm für über 10 Tage erwartet wurde. Hierbei handelte es sich in der überwiegenden Mehrzahl um Patienten mit einer akuten Leukämie. Die infrage kommenden Patienten wurden über die Studie informiert und unterschrieben eine Einwilligungserklärung. Anschließend wurden sie per Zufall der HEPA-Filter-Gruppe oder der Scheinfilter-Gruppe zugeteilt. Allen Patienten wurden zudem FFP3-Masken zur Verfügung gestellt, die sie beim Lüften und bei Verlassen des Zimmers verwenden sollten.

Für die Studie wurden Abbruchkriterien formuliert, um einerseits zu verhindern, dass die Kontrollgruppe oder die Interventionsgruppe durch die Interventionen geschädigt wurden, und um andererseits die Studie bei nachgewiesener Wirksamkeit nicht unnötig weiterzuführen.

Als Hauptzielparameter galt die Anzahl neu aufgetretener invasiver pulmonaler Aspergillosen während der Induktions- und Konsolidierungstherapie. Als Nebenzielparameter wurden die Dauer des IPA-freien Intervalls, die Mortalität, die Neutropeniedauer, die Krankenhausaufenthaltsdauer und die Dauer der systemischen Therapie gegen filamentöse Pilze erhoben.

Bei einer erwarteten Senkung der Inzidenz um 60 % (relative Risikoreduktion) von 54 % auf 21,6 % bei einem Fehler erster Art in Höhe von 5 % und einer Power von 80 % ergab sich bei einem zweiseitigen Test eine Fallzahlschätzung von 34 Patienten je Gruppe.

5 Ergebnisse

5.1 Prüfung der Eignung des ausgewählten Luftreinigers

5.1.1 Technische Eigenschaften des Luftreinigers

Der Luftreiniger *IQAir® HealthPro 250* ist 38 x 41 x 71 cm groß (Länge x Breite x Höhe) und wiegt mit allen Filtern ca. 16 kg. Er beinhaltet einen HyperHepa®-Filter der Klasse H12/H13 mit einer Rückhalte-Effektivität bis zu 99,97 % bei einer Partikelgröße von 0,3 µm, einen V5-Cell™-Gas- und Geruchsfilter sowie einen PreMax™-Vorfilter der Klasse F8 mit einer Effektivität von mindestens 55 % bei einer Partikelgröße von 0,3µm.

Der Luftreiniger verfügt über fünf Leistungsstufen. Der Schalldruckpegel des Gerätes reicht von durchschnittlich 35 dBA auf der 1. Stufe bis 59 dBA auf der 5. Stufe. Zwischenwerte sind nicht bekannt.

Der Luftdurchsatz variiert über die Leistungsstufen von 60 m³/h auf Stufe 1 bis 380 m³/h auf Stufe 5. Die Luftwechselrate in einem Zimmer der Größe 75 m³ nimmt somit auf den Stufen 1 bis 5 Werte von 0,8 bis 5,1 Luftwechsel pro Stunde an (Tab. 10). Die Luftwechselrate ist ein Wert, der aussagt, wie oft die Luft eines Raums pro Zeiteinheit gefiltert wird. Sie errechnet sich, indem der Luftdurchsatz des Geräts pro Stunde durch das Luftvolumen des Raums geteilt wird.

Tab. 10: Technische Werte des IQAir® HealthPro 250

Herstellerangaben	Stufe 1	Stufe 2	Stufe 3	Stufe 4	Stufe 5
Luftdurchsatz	60 m³ pro Stunde	90 m³ pro Stunde	130 m³ pro Stunde	240 m³ pro Stunde	380 m³ pro Stunde
Theoretisch mögliche Luftwechselrate bei einem Zimmer der Größe 75 m³	0,8 pro Stunde	1,2 pro Stunde	1,7 pro Stunde	3,2 pro Stunde	5,1 pro Stunde
Schalldruckpegel	$L_{PA} = 35$ dBA	---	---	---	$L_{PA} = 59$ dBA

Für jeden Luftreiniger lag ein individuelles Zertifikat über die Leistungsfähigkeit vor gemäß den Empfehlungen der Centers for Disease Control and Prevention (CDC 1994) (Beispiel im Anhang).

Der Luftreiniger war seitens der technischen Eigenschaften laut Mitteilung des Herstellers für durchschnittliche Patientenzimmer gut geeignet und konnte somit in den Kliniken eingesetzt werden. Die Geräte waren für die durchschnittliche Größe der Patientenzimmer konzeptioniert, und zumindest die niedrigste Leistungsstufe konnte seitens der Geräuschentwicklung auch nachts toleriert werden.

5.1.2 Partikelmessung

Es konnten bei allen Versuchen im Luftstrom des mit allen aktiven Filtern ausgestatteten Luftreinigers IQAir® HealthPro 250 keine Partikel nachgewiesen werden. Alle Partikel ab einer Größe von 0,3 µm wurden somit vom Luftreiniger zurückgehalten. Da Aspergillussporen größer als 0,3 µm sind, konnte davon ausgegangen werden, dass auch keine Aspergillussporen den Luftreiniger passieren konnten.

5.1.3 Luftkeimmessungen

5.1.3.1 Natürliche Umgebungsbedingungen

Unter natürlichen Umgebungsbedingungen zeigte sich, dass sich beim Betrieb eines Luftreinigers die Anzahl koloniebildender Einheiten (KBE) von Aspergillus spp. pro Kubikmeter innerhalb einer halben Stunde von 140 auf 30 senken ließ. Im weiteren Verlauf schwankte die Anzahl KBE/m^3 von 0 bis 35, ging jedoch nicht wieder auf den ursprünglichen Stand von 140 hoch. Die Außenwerte betrugen 175 bzw. 170 KBE/m^3 (Abb. 10). Im Vergleich mit der Kurve des Luftreinigers, der lediglich mit einem Vorfilter ausgestattet ist, zeigt sich, dass sich die Werte im Mittel nicht unterscheiden. Das liegt darin begründet, dass die Vorfilter bereits einen sehr hohen Anteil an Partikeln in der Größe der Sporen (2 bis 3 µm) herausfiltern. Lediglich bei geringeren Größen (0,3 µm) ist die Effektivität des Vorfilters nur noch halb so groß wie diejenige des HEPA-Filters.

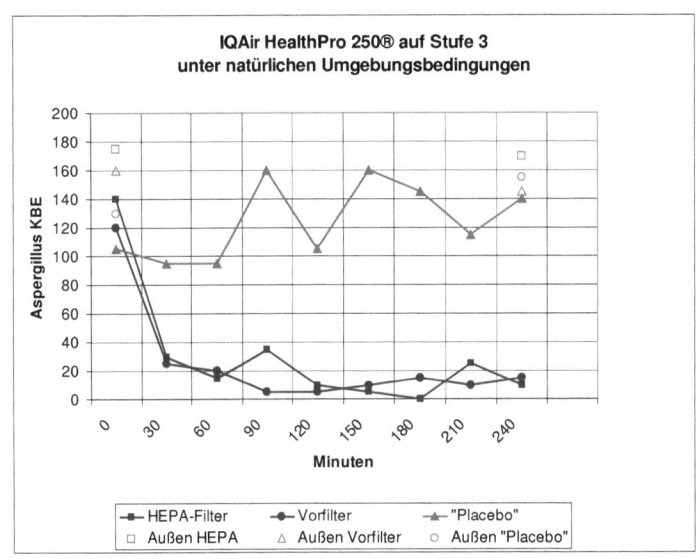

Abb. 10: Wirkung des Luftreinigers unter natürlichen Umgebungsbedingungen

Ganz anders dagegen präsentierte sich die Kurve des „Placebo"-Geräts, bei dem alle Filter ausgebaut wurden. Dies entsprach den Geräten mit Scheinfilter, wie sie im weiteren Verlauf der Untersuchung in der randomisierten klinischen Studie eingesetzt wurden. Die gemessenen Werte streuten um einen Mittelwert von etwa 120 KBE/m^3. Dies entsprach ungefähr dem zu Beginn des Versuchs gemessenen Ausgangswert. An der Sporenbelastung in der Luft hatte sich somit nichts geändert, nicht nach unten, aber auch nicht nach oben. Das bedeutet, dass der Luftreiniger nicht so viele Luftverwirbelungen verursachte, dass die durch natürliche Sedimentation herabgesunkenen Sporen wieder aufgewirbelt wurden. Wäre das der Fall gewesen, hätte zumindest die theoretische Möglichkeit bestanden, dass der „Placebo"-Luftreiniger zu einer Schädigung der Scheinfilter-Gruppe hätte führen können, da sie einer stärkeren Sporenbelastung ausgesetzt wären als Patienten, die nicht an der Studie teilnahmen. Allerdings ist bei diesen Überlegungen zu beachten, dass die natürliche Aufwirbelung im hektischen Krankenhausalltag durch Hin- und Herlaufen und Türenöffnen und -schließen, die Aufwirbelung, die durch ein „Placebo"-Gerät verursacht würde, sicherlich bei weitem überwiegen würde.

Die Messungen der Außenluft ergaben ähnliche Werte wie die Ausgangs- und Endwerte sowie die Werte des „Placebo"-Geräts.

5.1.3.2 Extreme Umgebungsbedingungen

Die künstliche Kontamination eines Raums mit Aspergillussporen hatte zur Folge, dass die Sporenbelastung im Innenraum zu Beginn des Versuchs so hoch war, dass sie nicht messbar war (> 5.500 KBE/m^3). Erst ab 5.500 KBE/m^3 konnte der Luftkeimsammler zuverlässig messen. Der Grenzwert von 5.500 KBE/m^3 wurde während der natürlichen Sedimentation erst nach 60 Minuten erreicht, während unter dem Betrieb des Luftreinigers der Wert schon nach 15 Minuten erreicht wurde (Abb. 11).

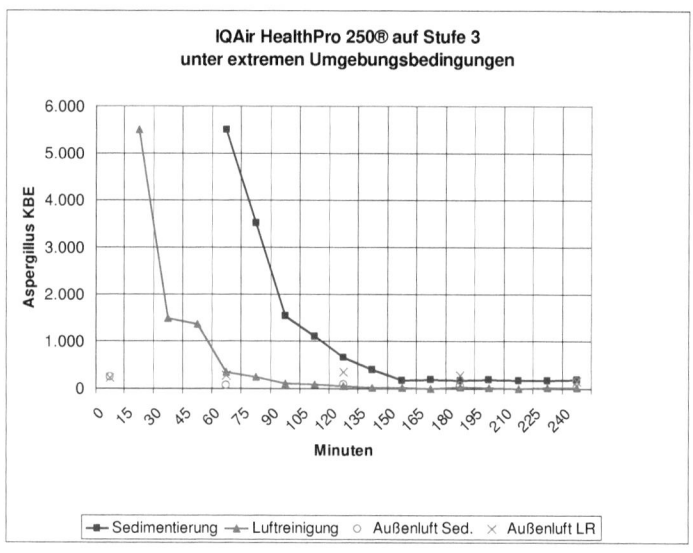

Abb. 11: Wirkung des Luftreinigers unter extremen Umgebungsbedingungen

Während der Sedimentation sank die Anzahl KBE/m^3 stetig bis Werte um etwa 180 KBE/m^3. Der niedrigste Wert, der während des vier Stunden dauernden Sedimentationsversuchs erreicht wurde, war 165 KBE/m^3. Eine stärkere Senkung der Sporenanzahl in der Luft konnte durch Sedimentation nicht erreicht werden. Bei laufendem Luftreiniger wurde dagegen nach zwei Stunden der Wert 45 KBE/m^3 erreicht, und für die weiteren zwei Stunden des Versuchs pendelten die Werte um 15 KBE/m^3, die niedrigsten gemessenen Werte waren 5 KBE/m^3 (Abb. 12).

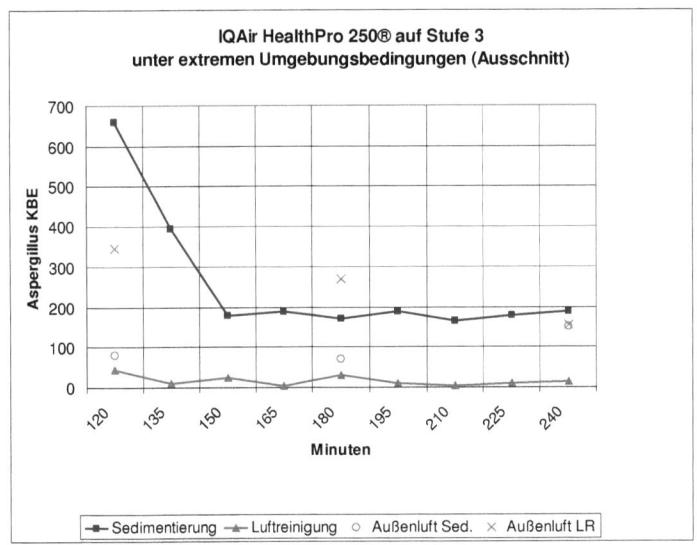

Abb. 12: Wirkung des Luftreinigers unter extremen Umgebungsbedingungen (Ausschnitt)

5.1.4 Manipulation der Luftreiniger zur Verblindung

Die vom Produzenten angefertigten Scheinfilter bestanden aus demselben Polystyrol-Gehäuse wie die echten Filter und hatten dieselbe Abdeckung aus einem grünen Plastik-Geflecht beim „Schein-HEPA-Filter" bzw. einem weißen Geflecht beim „Schein-Vor-Filter". Innen fehlte jedoch das jeweilige gefaltete Filtermedium.

Es mussten in den „Placebo-Luftreinigern" sowohl die Vor- als auch die HEPA-Filter ausgetauscht werden, weil sich in den Tests mit dem Luftreiniger herausgestellt hatte, dass schon allein die Vor-Filter Aspergillussporen herausfilterten. Die Luftreiniger wurden bei dem Händler, über den die Geräte gekauft wurden, D. Kurtz Staplerservice & Reinigungstechnik GmbH aus Osterholz-Scharmbeck, von einer Mitarbeiterin des Instituts für angewandte Pflegeforschung (iap) der Universität Bremen und dem Geschäftsführer der GmbH

manipuliert. Dazu wurde die eine Hälfte der Luftreiniger mit Scheinfiltern, die andere Hälfte mit aktiven HEPA-Filtern ausgestattet und zusammengebaut. Die Luftreiniger wurden mit einer Plakette mit der Aufschrift „A" oder „B" versehen, wodurch die Gruppenzuordnung kenntlich gemacht wurde. Zusätzlich wurden die Verschlussarme durch gestempelte Papierstreifen versiegelt, so dass ein unerlaubtes Öffnen des Geräts verhindert wurde.

Die Manipulationen am Gerät waren aufwändig, verhinderten aber zuverlässig die Identifizierung der Geräte als Geräte mit aktivem Filter oder Geräte mit Scheinfiltern.

5.2 Auswertung von historischen Vergleichsdaten

5.2.1 Basisdaten

In der historischen Kontrollgruppe litt der Großteil der Patienten zu 80 % unter einer einer akuten myeloischen Leukämie (AML), die anderen 20 % waren Patienten mit einer akuten lymphatischen Leukämie (ALL). Mehr als die Hälfte aller Patienten waren männlich, das Durchschnittsalter lag bei 58 Jahren, jedoch mit einer sehr großen Spannweite von 27 bis 78 Jahren (Tab. 11). In der folgenden Tabelle befindet sich eine Übersicht über die Basisdaten der Studienpopulation aus der retrospektiven Analyse.

Tab. 11: Basisdaten (Historische Kontrollgruppe)

Fälle	35
Geschlecht	
Männer	21 (60 %)
Frauen	14 (40 %)
Alter (in Jahren)	
Mittelwert	58,29
Std.-Fehler	2,29
Std.-Abweichung	13,57
Median	61
Min./Max.	27-78
Diagnosen	
AML	28 (80 %)
ALL	7 (20 %)
Dauer der Neutropenie (in Tagen)	
Mittelwert	26,43
Std.-Fehler	2,12
Std.-Abweichung	12,56
Median	23
Min./Max.	10-62

Dauer und Grad der Neutropenie haben einen starken Einfluss auf das Risiko der invasiven Aspergillose. Das Risiko steigt ab einer Neutropeniedauer von 10 Tagen signifikant an. Patienten mit einer akuten Leukämie befinden sich aufgrund der intensiven Chemotherapie meist sehr lange in einer Neutropenie. In der historischen Kontrollgruppe traten Werte zwischen 10 und 62 Tagen auf, der Mittelwert lag bei 26,43 Tagen, der Median bei 23 Tagen. Abb. 13 zeigt die Verteilung der Neutropeniedauer in 10er Klassen. Die meisten Patienten (nahezu ⅔) hatten eine Neutropeniedauer zwischen 10 und 30 Tagen. Darüber hinaus nahm die Häufigkeit kontinuierlich ab.

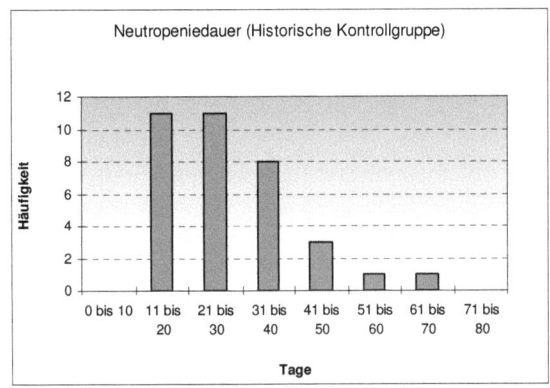

Abb. 13: Verteilung der Neutropeniedauer (Historische Kontrollgruppe)

5.2.2 IPA-Inzidenz

Von den 35 Patienten in der historischen Kontrollgruppe entwickelten 19 Patienten (54,29 %) eine IPA. Die Kategorisierung der Diagnose in *möglich*, *wahrscheinlich* und *gesichert* ergab, dass in keinem Fall die Diagnose IPA *gesichert* war, 15 der 19 invasiven Aspergillosen (78,95 %) waren wahrscheinliche und 4 waren mögliche Aspergillosen (vgl. Tab. 12). Gesicherte Diagnosen kamen auch nicht in den Gruppen der Interventionsstudie vor (vgl. Tab. 19, S. 93). Über alle Gruppen hinweg war mit 86 % eine *wahrscheinliche* IPA am häufigsten, unterstützt vor allem durch CT-Thorax-Befunde und Galaktomannan-Tests. Dies war dadurch begründet, dass für eine gesicherte Diagnose invasive Maßnahmen erforderlich waren, die bei Patienten mit akuter Leukämie aufgrund ihres schweren Krankheitsbildes nicht durchgeführt wurden.

Tab. 12: IPA-Inzidenz: Historische Kontrollgruppe

	IPA	Keine IPA	Gesamt
Historische Kontrollgruppe	19 (54,29 %)	16 (45,71 %)	35
Diagnose IPA			
„Möglich"	4 (21,05 %)		
„Wahrscheinlich"	15 (78,95 %)		
„Gesichert"	0		

5.2.3 IPA-freies Intervall

Der Mittelwert für das IPA-freie Intervall betrug in der historischen Kontrollgruppe 76,6 Tage (10 – 286 Tage), der Median 66 Tage, das heißt nach 66 Tagen war die Hälfte aller Patienten mit einer IPA infiziert. Betrachtet man dagegen lediglich die IPA-Fälle, so wird deutlich, dass nach 10 Tagen die ersten IPA-Infektionen auftraten, dass eine Woche später bereits ¼ aller IPA-Fälle und weitere 9 Tage später bereits die Hälfte aller IPA-Fälle aufgetreten waren. Innerhalb von 56 Tagen waren ¾ aller IPA-Fälle aufgetreten, also zum überwiegenden Teil bereits während des ersten Krankenhausaufenthalts. Später auftretende invasive Aspergillosen waren somit eher selten (vgl. Tab. 13). Der zeitliche Verlauf im Auftreten der IPA-Fälle wird in Abb. 14 noch einmal grafisch verdeutlicht. Dort ist die Dauer des IPA-freien Intervalls bei den Patienten kumulativ dargestellt, die im Laufe ihres Krankenhausaufenthalts eine IPA entwickelten. In den ersten 60 Tagen steigt die Kurve steil an, in dieser Zeit fanden die meisten Aspergillusinfektionen statt. Danach traten invasive Aspergillosen nur noch selten auf, die Kurve verläuft hier flach.

Tab. 13: IPA-freies Intervall (Historische Kontrollgruppe)

	Dauer des IPA-freien Intervalls (Tage)	
	Historische Kontrollgruppe (gesamt)	Historische Kontrollgruppe (nur IPA-Fälle)
Gültige Fälle	35	19
Mittelwert	76,6	45,95
Std.-Fehler des MW	11,52	8,78
Std.-Abweichung	68,13	38,25
Minimum	10	10
Maximum	286	151
Spannweite	276	141
25. Perzentil	34	17
Median	66	36
75. Perzentil	86	56

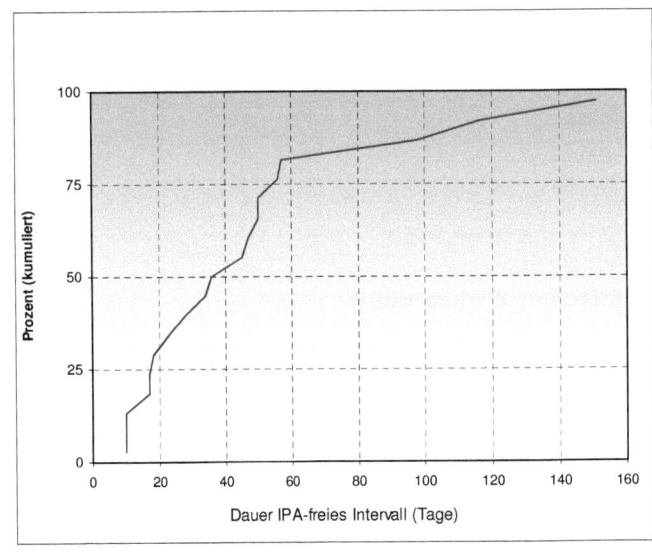

Abb. 14: IPA-freies Intervall der historischen Kontrollgruppe kumulativ (nur IPA-Fälle)

5.2.4 Mortalität, Aufenthaltsdauer und Antimykotika

Die krankheits- und therapieassoziierte Mortalität während der Induktionsphase(n) und der Konsolidierungsphase(n) betrug in der historischen Kontrollgruppe 14,29 % (5 von 35). Mit 15,79% waren die Patienten mit IPA etwas häufiger betroffen als Patienten ohne IPA mit 12,5 %. Es war nicht dokumentiert, ob ein Patient an einer Aspergillose verstorben ist, die angegebenen Todesursachen waren Blutung, Sepsis und Fortschreiten der akuten Leukämie.

Die durchschnittliche Aufenthaltsdauer im Krankenhaus betrug 118,77 Tage. Die Summe aller Tage, an denen systemische Antimykotika verabreicht wurden, betrug im Mittel 31,89 Tage (Tab. 14).

Tab. 14: Aufenthaltsdauer und Antimykotika in der historischen Kontrollgruppe

	Aufenthaltsdauer (Tage)	Systemische Antimykotika (Tage)
Gültige Fälle	35	19
Mittelwert	118,77	31,89
Std.-Fehler des MW	9,48	4,48
Std.-Abweichung	56,11	19,54
Min./Max.	52-281	8-73
Median	100	27

5.3 Prüfung der klinischen Wirksamkeit

5.3.1 Studienverlauf

Für die Studie wurden insgesamt 89 Patienten ausgewählt, die für eine Studienteilnahme in Frage kamen. Von diesen hatten fünf Patienten die Ausschlusskriterien erfüllt, was bedeutet dass sie bereits eine IPA in der Anamnese hatten oder zum Zeitpunkt des möglichen Einschlusses mit systemischen Antimykotika gegen Aspergillose behandelt wurden. Acht Patienten lehnten die Teilnahme ab, vier Patienten haben die Gründe dafür genannt:

- Geräuschentwicklung der Luftreiniger
- Beklemmungsgefühle beim Aufsetzen der Atemschutzmaske

- die Tatsache, dass in der Hälfte der Luftreiniger keine „echten Filter" eingebaut waren
- die Befürchtung, dass mit dem Gerät etwas nicht stimmte, weil eine Lampe blinkte (tatsächlich blinkte die Lampe, weil nach einer Stromunterbrechung die Uhr im Gerät neu eingestellt werden sollte; dies hatte keine Auswirkungen auf die Funktionsfähigkeit des Luftreinigers).

Nach der Zuweisung zur Interventions- beziehungsweise Kontrollgruppe erhielten insgesamt sechs Patienten nicht die ihnen zugewiesene Intervention, vier in der HEPA-Filter-Gruppe und zwei in der Scheinfilter-Gruppe: Drei Patienten erhielten keine intensive Chemotherapie wie geplant, und ein Patient erhielt bei Studieneinschluss systemische Antimykotika. Zwei weitere Patienten lehnten die Luftreiniger nach kurzem Gebrauch ab. In Abb. 15, S. 86, ist der Studienverlauf schematisch dargestellt.

Im ersten Drittel der Studienlaufzeit wurde einmalig das Siegel der Luftreiniger vom Klinikpersonal aufgebrochen und ein Luftreiniger geöffnet, um nachzuschauen, welche Gruppe sich hinter den Bezeichnungen „A" und „B" versteckten. Es hatte sich eine Häufung von invasiven Aspergillosen bei Patienten eingestellt, die alle einen Luftreiniger derselben Gruppe im Zimmer hatten. Es bestand die Befürchtung, dass die Kontrollgruppe eine Schädigung durch Scheinfilter-Geräte erlitten hatte. Bei der Öffnung des Gerätes stellte sich heraus, dass es sich um einen Luftreiniger mit aktivem HEPA-Filter handelte. Dies wurde so interpretiert, dass die Patienten nicht durch die Geräte geschädigt wurden, sondern dass es sich offenbar um eine zufällige Häufung handeln musste. Anschließend wurden alle Luftreiniger geöffnet, gewartet und mit einer neuen Bezeichnung „A" oder „B" versehen und versiegelt. Die Gruppenbezeichnung „A" oder „B" wurde per Zufall ermittelt.

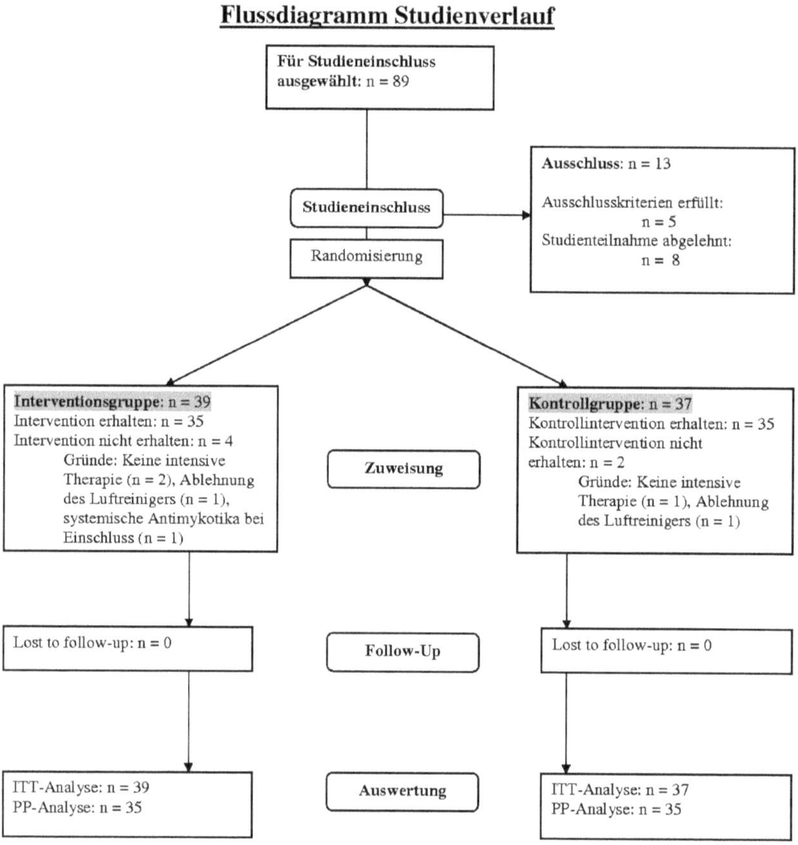

Flussdiagramm Studienverlauf

```
                    Für Studieneinschluss
                    ausgewählt: n = 89
                              │
                              ▼
                                              Ausschluss: n = 13
                    Studieneinschluss    →    Ausschlusskriterien erfüllt:
                                                         n = 5
                    Randomisierung            Studienteilnahme abgelehnt:
                                                         n = 8
                           ┌──┴──┐
                           ▼     ▼
  Interventionsgruppe: n = 39         Kontrollgruppe: n = 37
  Intervention erhalten: n = 35       Kontrollintervention erhalten: n = 35
  Intervention nicht erhalten: n = 4  Kontrollintervention nicht
  Gründe: Keine intensive     Zuweisung   erhalten: n = 2
  Therapie (n = 2), Ablehnung             Gründe: Keine intensive
  des Luftreinigers (n = 1),              Therapie (n = 1), Ablehnung
  systemische Antimykotika bei            des Luftreinigers (n = 1)
  Einschluss (n = 1)

  Lost to follow-up: n = 0    Follow-Up    Lost to follow-up: n = 0

  ITT-Analyse: n = 39         Auswertung   ITT-Analyse: n = 37
  PP-Analyse: n = 35                       PP-Analyse: n = 35
```

Abb. 15: Flussdiagramm Studienverlauf (RCT)

Die Abbruchkriterien sind zu keinem Zeitpunkt erfüllt gewesen (vgl. Kapitel 4.3.5).

Im Folgenden basieren, sofern nicht anders vermerkt, die Auswertungen auf dem Prinzip der Intention-to-Treat-Analyse, es wurden also alle Patienten wie randomisiert in die Analyse einbezogen. Zusätzlich werden auch wesentliche Ergebnisse auf der Per-Protocol-Analyse basierend dargestellt, das heißt, es wurden nur die Patienten in die Analyse einbezogen, die auch tatsächlich die Intervention erhalten haben.

5.3.2 Basisdaten

Im Vergleich der Basisdaten der randomisierten kontrollierten Studie zeigte sich, dass die HEPA-Filter- und die Schein-Filter-Gruppe einander hinreichend ähnlich waren (vgl. Tab. 15). Es handelte sich in der Mehrheit um Männer (56 % bzw. 62 %), das Durchschnittsalter lag bei 53 bzw. 54 Jahren. In etwa dreiviertel aller Fälle litten die Patienten unter einer AML, jeder fünfte Patient hatte eine ALL. Die Ausnahme stellen zwei Patienten mit einem Non-Hodgkin-Lymphom (NHL) dar.

Im Vergleich mit der historischen Kontrollgruppe (vgl. Tab. 11, Seite 80) lässt sich zudem erkennen, dass die beiden Gruppen der randomisierten Studie auch gut mit der historischen Kontrollgruppe vergleichbar waren, da sie keine großen Differenzen in den Basisdaten aufwiesen. Dadurch sind Vergleiche zwischen allen drei Gruppen problemlos möglich.

Die Dauer der Neutropenie, also die Zeit, in der die Patienten dem höchsten Risiko ausgesetzt sind, eine Aspergillus-Infektion zu entwickeln, betrug im Schnitt 32 beziehungsweise 30 Tage, im Höchstfall bis zu 70 Tagen insgesamt. Ab einer Dauer von 10 Tagen steigt das Risiko für eine invasive Aspergillose signifikant an. Diese Zahlen machen deutlich, dass Patienten mit akuter Leukämie einem hohen Risiko einer invasiven Aspergillose ausgesetzt sind. Da die Dauer der Neutropenie einen Einfluss auf das IPA-Risiko hat, wurde geprüft, ob die Verteilung der Neutropeniedauer in den Gruppen ähnlich ist, um eine Verzerrung der Ergebnisse von dieser Seite aus auszuschließen (vgl. Abb. 16 und Abb. 17). In beiden Gruppen kam eine Neutropeniedauer zwischen 20 und 39 Tagen am häufigsten vor, kürzere und längere Zeiten kamen deutlich seltener vor. Somit kann von einer hinreichenden Ähnlichkeit der Verteilungen gesprochen werden. Ein Unterschied lässt sich jedoch mit einem Blick auf die Verteilung in der historischen Kontrollgruppe erkennen (vgl. Tab. 11, S. 80, und Abb. 13, S. 81). In der historischen Kontrollgruppe, in der die Jahre 2002 bis 2003 ausgewertet wurden, gegenüber den Jahren 2003 bis 2005 der randomisierten Studie, trat eine Neutropeniedauer zwischen 10 und 29 Tagen am häufigsten auf. Auch die durchschnittliche Neutropeniedauer hatte sich in der randomisierten Studie im Vergleich zur historischen Kontrollgruppe von 26 auf 30 bis 32 Tage erhöht.

Tab. 15: Basisdaten (RCT)

	HEPA-Filter-Gruppe	Schein-Filter-Gruppe	Gesamt
Fälle	39	37	76
Geschlecht			
Männer	22 (56,41 %)	23 (62,16 %)	45 (59,21 %)
Frauen	17 (43,59 %)	14 (37,84 %)	31 (40,79 %)
Alter (in Jahren)			
Mittelwert	52,87	54,38	53,61
Std.-Fehler	2,13	2,26	1,54
Std.-Abweichung	13,30	13,76	13,46
Median	55,00	57,00	56,00
Min./Max.	21-77	23-72	21-77
Diagnosen			
AML	31 (79,49 %)	28 (75,68 %)	59 (77,63 %)
ALL	8 (20,51 %)	7 (18,92 %)	15 (19,74 %)
NHL	--	2 (5,41 %)	2 (2,63 %)
Dauer der Neutropenie			
Mittelwert	32,31	29,62	31,00
Std.-Fehler	2,15	2,39	1,60
Std.-Abweichung	13,44	14,53	13,95
Median	30	28	30
Min./Max.	0-67	2-70	0-70

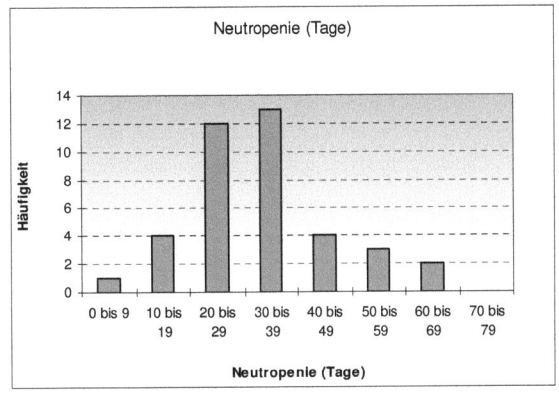

Abb. 16: Verteilung der Neutropeniedauer (HEPA-Filter-Gruppe)

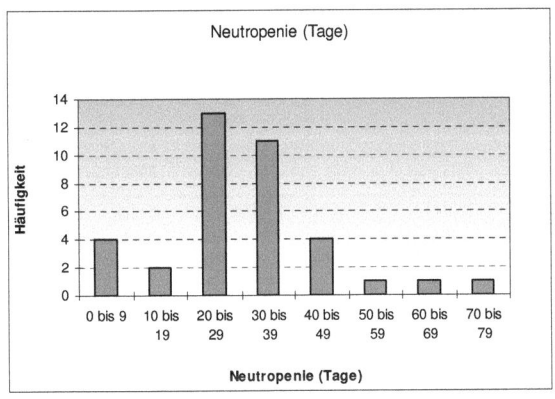

Abb. 17: Verteilung der Neutropeniedauer (Scheinfilter-Gruppe)

Die Tumortherapien bei Patienten mit AML und NHL wurden nach den Schemata der Therapieoptimierungsstudien der Deutschen AML-Studiengruppe (Acute Myeloid Leukemia Cooperative Group, AMLCG) und der Deutsch-Österreichischen Studiengruppe Akute Myeloische Leukämie (AMLSG) durchgeführt (vgl. Anhang). Es handelte sich im einzelnen um die Studien AMLCG 1999 und 2000, AMLCG Elderly, Rezidiv AMLCG sowie AML

HD98A/HD98B und AMLSG 06-04/07-04 der Studiengruppe AMLSG[23]. Die Tumortherapien der ALL erfolgten nach den Schemata der Therapieoptimierungsstudien der Deutschen Studiengruppe für die akute lymphatische Leukämie des Erwachsenen (German Multicenter ALL Study Group, GMALL) GMALL 07/2003, ALL Elderly 01/2003 und GMALL B-ALL/NHL 2002[24].

5.3.3 Hauptzielparameter

Nachfolgend werden die Ergebnisse bezüglich des Hauptzielkriteriums IPA-Inzidenz nach dem Intention-to-treat-Prinzip berichtet.

Von allen 74 Patienten entwickelten insgesamt 38 Patienten (50 %) eine IPA, 18 von 39 Patienten in der Gruppe, die Luftreiniger mit HEPA-Filtern in ihrem Zimmer hatten (HEPA-Filter-Gruppe) und 20 von 37 Patienten in der Gruppe, die Luftreiniger mit Schein-Filtern in ihren Zimmern hatten (Schein-Filter-Gruppe) (vgl. Tab. 16).

Tab. 16: Vier-Felder-Tafel IPA (RCT gesamt)

	ITT			PP		
Intervention	IPA	Keine IPA	Gesamt	IPA	Keine IPA	Gesamt
Luftreiniger mit HEPA-Filter (IG)	18 (46,15 %)	21 (53,85 %)	39	18 (50,0 %)	18 (50,0 %)	36
Luftreiniger mit Schein-Filter (KG)	20 (54,05 %)	17 (45,95 %)	37	19 (55,88 %)	15 (44,12 %)	34
Gesamt	38	38	74	37	33	70
Effekt	RR = 0,85 (95%CI: 0,54-1,34) ARR = 7,9 %, RRR = 14,6 %			RR = 0,89 (95%CI: 0,57-1,39) ARR = 5,9 %, RRR = 10,5 %		
Signifikanztest zweiseitig / einseitig	p = 0,49 / p = 0,25			p = 0,62 / p = 0,31		

Die absolute Risikoreduktion (ARR) betrug 7,9 %, die relative Risikoreduktion lag bei 14,6 %. Der zweiseitige χ^2-Test für unabhängige Stichproben ergab einen p-Wert von 0,49.

---

[23] Vgl. Kompetenznetz Leukämien http://www.kompetenznetz-leukaemie.de/

[24] Vgl. Kompetenznetz Leukämien http://www.kompetenznetz-leukaemie.de/

Als Hauptergebnis der Studie lässt sich somit festhalten, dass der ursprünglich erwartete Effekt einer relativen Risikoreduktion von 60 % nicht nachgewiesen werden konnte.
Zusätzlich zu diesem Hauptergebnis werden im Folgenden weitere, als deskriptiv einzustufende Ergebnisse berichtet:

1. Es wurde eine Per-Protocol-Analyse durchgeführt, die nur diejenigen Patienten einschloss, die tatsächlich die Einschlusskriterien erfüllten und die geplante Intervention erhalten hatten. Die relative Risikoreduktion betrug hier 10,5 %, der Unterschied war statistisch nicht signifikant (vgl. Tab. 16).

2. Da es klinisch nicht vorstellbar ist, dass Luftreiniger mit einem aktiven HEPA-Filter zu einer höheren Anzahl an invasiven Aspergillosen führen können, ist es auch sinnvoll, eine einseitige Testung durchzuführen (vgl. Tab. 16). Auch die einseitige Testung fiel statistisch nicht signifikant aus.

3. Um auszuschließen, dass Zentrumsunterschiede einen Einfluss auf die Ergebnisse hatten, wurde eine nach Zentren stratifizierte Analyse durchgeführt. Über Mitteilungen von Patienten und Beobachtungen von Pflegekräften wurde deutlich, dass aufgrund der verkehrsmäßig ruhigen Lage des Klinikums Oldenburg die Patienten dort häufig die Luftreiniger tagsüber wie nachts auf der niedrigsten Stufe eingestellt hatten, da ansonsten die Geräuschbelästigung zu groß war. Im Klinikum in Bremen war dies nicht so ein großes Problem, da das Klinikum an einer sehr befahrenen Straße liegt und das Geräusch des Luftreinigers auch auf Stufe 2 oder 3 nicht von allen Patienten als unangenehm empfunden wurde. Dies könnte zur Folge gehabt haben, dass in Bremen die Effektivität der Luftreiniger höher gewesen wäre. Statistisch gesehen sind die Unterschiede zwischen den Zentren auf Zufall zurückzuführen (p = 0,79). Schaut man sich dagegen die Effekte im Detail an, so zeigte das Zentrum Bremen in der Intention-to-Treat-Analyse mit einer relativen Risikoreduktion von 23 % den stärksten Effekt, der jedoch statistisch nicht signifikant war. Dies würde die These untermauern, dass die Wirksamkeit mobiler Luftreiniger hinsichtlich der Prophylaxe invasiver Aspergillosen von ihrer Effektivität bei der Entfernung von Aspergillussporen aus der Luft abhängt. Um diese Fragestellung zu untersuchen, sind jedoch weitere Studien erforderlich.

Tab. 17: Vier-Felder-Tafel IPA (RCT, Zentrum Bremen)

Intervention	ITT			PP		
	IPA	Keine IPA	Gesamt	IPA	Keine IPA	Gesamt
Luftreiniger mit HEPA-Filter (IG)	12 (44,44 %)	15 (55,56 %)	27	12 (48,0 %)	13 (52,0 %)	25
Luftreiniger mit Schein-Filter (KG)	15 (57,69 %)	11 (42,31 %)	26	14 (56,0 %)	11 (44,0 %)	25
Gesamt	27	26	53	26	24	50
Effekt	RR = 0,77 (95%CI: 0,45-1,32) ARR = 13,2 %, RRR = 23,0 %			RR = 0,86 (95%CI: 0,5-1,47) ARR = 8 %, RRR = 14,3 %		
Signifikanztest zweiseitig / einseitig	p = 0,33 / p = 0,17			p = 0,57 / p = 0,29		

Tab. 18: Vier-Felder-Tafel IPA (RCT, Zentrum Oldenburg)

Intervention	ITT			PP		
	IPA	Keine IPA	Gesamt	IPA	Keine IPA	Gesamt
Luftreiniger mit HEPA-Filter (IG)	6 (50,0 %)	6 (50,0 %)	12	6 (54,55 %)	5 (45,45 %)	11
Luftreiniger mit Schein-Filter (KG)	5 (45,45 %)	6 (54,55 %)	11	5 (55,56%)	4 (44,44 %)	9
Gesamt	11	12	23	11	9	20
Effekt	RR = 1,1 (95%CI: 0,47-2,6) ARR = -4,55 %, RRR = -10,0 %			RR = 0,98 (95%CI: 0,44-2,18) ARR = 1,01 %, RRR = 1,8 %		
Signifikanztest zweiseitig / einseitig	p = 0,83 / p = 0,43			p = > 0,99 / p = 0,66		

Die Kategorisierung der Diagnose in *möglich*, *wahrscheinlich* und *gesichert* ergab, dass in keinem Fall die Diagnose IPA *gesichert* und in den meisten Fällen *wahrscheinlich* war (vgl. Tab. 19). Die Begründung für fehlende gesicherte Diagnosen ist dieselbe wie für die historische Kontrollgruppe (vgl. Kapitel 5.2.2, S. 81): Für eine gesicherte Diagnose waren bei den betroffenen Patienten invasive Maßnahmen erforderlich, die aufgrund des schlechten Allgemeinzustands der Patienten nicht durchgeführt wurden. Zudem war bei Patienten mit akuter Leukämie die empirische Therapie mit systemischen Antimykotika eine gut begründete Maßnahme. In der Folge ist auch hier damit zu rechnen, dass die Spezifität der Diagnose nicht sehr hoch war, was bedeutet, dass einige Patienten, die gegen Aspergillose behandelt wurden, keine IPA hatten.

Tab. 19: Kategorisierung der IPA-Diagnosen (RCT)

Diagnose IPA	HEPA-Filter-Gruppe (IG)	Scheinfilter-Gruppe (KG)
„Möglich"	3 (16,67 %)	1 (5 %)
„Wahrscheinlich"	15 (83,33 %)	19 (95 %)
„Gesichert"	0	0

5.3.4 Nebenzielparameter

Ein ähnliches Bild wie in der Vier-Felder-Tafel zeigte sich auch im Gruppenvergleich der Dauer des IPA-freien Intervalls. Der Mittelwert des IPA-freien Intervalls lag in der HEPA-Filter-Gruppe bei 81 Tagen (95 % CI +/- 23,52) und in der Scheinfilter-Gruppe bei 74,38 Tagen (95 % CI +/- 19,34). Das Intervall war somit in der Interventionsgruppe um etwa 6,6 Tage verlängert, es fand sich eine rohe Überschneidung der Konfidenzintervalle. Dementsprechend lag der p-Wert bei 0,65 (U-Test nach Mann-Whitney) (vgl. Tab. 20 und Abb. 18). Aus den Daten der IPA-Inzidenz und der Dauer des IPA-freien Intervalls wurden Kaplan-Meier-Kurven konstruiert (Abb. 19). Die Kurven unterschieden sich nicht deutlich voneinander, der Log-rank Test (Cox-Mantel) ergab einen p-Wert von 0,39. Eine Verlängerung des IPA-freien Intervalls durch dezentrale Luftreiniger mit HEPA-Filter konnte somit nicht nachgewiesen werden.

Tab. 20: IPA-freies Intervall (RCT)

	Dauer des IPA-freien Intervalls (Tage)	
	HEPA-Filter-Gruppe	Scheinfilter-Gruppe
Gültige Fälle	39	37
Mittelwert	81	74,38
Std.-Fehler des MW	11,62	9,54
Std.-Abweichung	72,56	58,01
Minimum	16	12
Maximum	360	233
Spannweite	344	221
25. Perzentil	32	20
Median	67	61
75. Perzentil	89	121,5

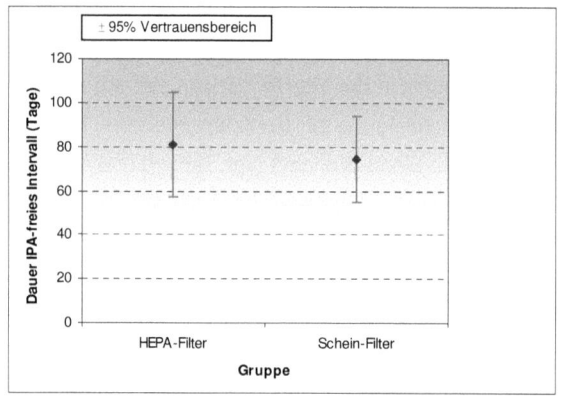

Abb. 18: IPA-freies Intervall (RCT)

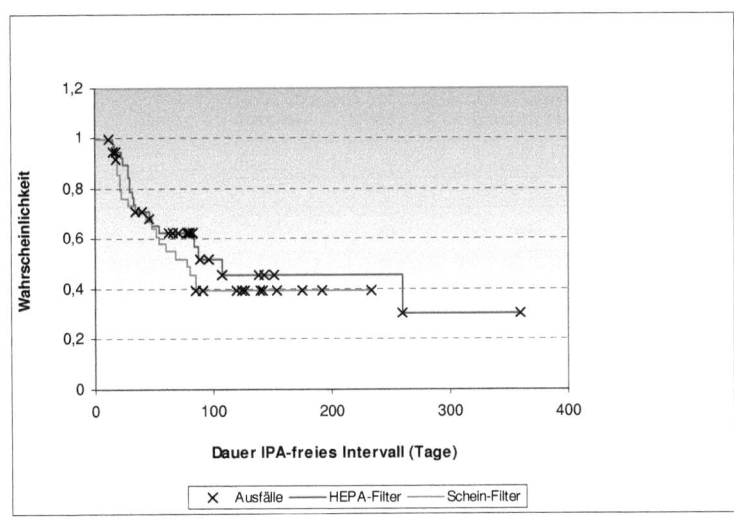

Abb. 19: Kaplan-Meier-Kurve (RCT)

Die Mortalität während der Induktionsphase(n) und der Konsolidierungsphase(n) in der HEPA-Filter-Gruppe betrug 7,69 % (3 von 39) und in der Scheinfilter-Gruppe 18,92 % (7 von 37) (vgl. Tab. 21). Der Unterschied war zwar groß aber statistisch nicht signifikant. Dieser Unterschied in der Mortalität kann kaum auf die Intervention zurückgeführt werden, da die Intervention bei sehr viel höheren Fallzahlen nur kleine, ebenfalls nicht signifikante Unterschiede in der IPA-Häufigkeit zur Folge hatte. Aus den vorliegenden Daten kann der Unterschied klinisch nicht erklärt werden. Zudem lag die Gesamtmortalität in der randomisierten Studie mit 13,16 % etwa in der gleichen Höhe wie die Mortalität in der historischen Kontrollgruppe mit 14,29 %. Somit ist angesichts der geringen Fallzahl die relative Risikoreduktion in der Mortalität wahrscheinlich auf Zufall zurückzuführen. Es war nicht dokumentiert, ob ein Patient an einer Aspergillose verstorben war. Die angegebenen Todesursachen waren Blutung, Sepsis und Fortschreiten der akuten Leukämie.

Tab. 21: Vier-Felder-Tafel Mortalität

Intervention	Verstorben	Überlebt	Gesamt
Luftreiniger mit HEPA-Filter (IG)	3 (7,69 %)	36 (92,31 %)	39
Luftreiniger mit Scheinfilter (KG)	6 (18,92 %)	31 (81,08 %)	37
Gesamt	10	66	76
Effekt	ARR = 11,23 %, RRR = 59,34 %		
Signifikanztest	p = 0,13		

Als weitere Nebenzielparameter wurden in den beiden Gruppen die gesamte Aufenthaltsdauer im Krankenhaus und die Gesamtdauer aller Tage, an denen systemische Antimykotika gegen filamentöse Pilze verabreicht wurden, miteinander vergleichen. Die Mittelwerte der Gesamtaufenthaltsdauer betrugen in der HEPA-Filter-Gruppe 106,54 Tage, in der Scheinfilter-Gruppe 101,73 Tage (Tab. 22). Bei den systemischen Antimykotika betrugen die Mittelwerte 37,5 beziehungsweise 39,1 Tage (Tab. 23). Beide Unterschiede waren statistisch nicht signifikant (p = 0,63 für die Aufenthaltsdauer bzw. p = 0,8 für die Antimykotika-Tage).

Tab. 22: Krankenhausaufenthalt

	HEPA-Filter-Gruppe	Scheinfilter-Gruppe
Gültige Fälle	39	37
Mittelwert	106,54	101,73
Std.-Fehler des MW	7,21	9,49
Std.-Abweichung	45	57,78
Min./Max.	18-258	15-340
Median	98	100

Tab. 23: Systemische Antimykotika

	HEPA-Filter-Gruppe	Scheinfilter-Gruppe
Gültige Fälle	18	20
Mittelwert	37,5	39,1
Std.-Fehler des MW	5,09	3,81
Std.-Abweichung	21,6	17,06
Min./Max.	8-80	12-79
Median	42	37

5.4 Zusammenfassung: Ergebnisse

Aus den technischen Daten des Luftreinigers sowie aus den Tests ergab sich, dass der ausgewählte Luftreiniger sich als geeignet für den Einsatz in der Hämato-Onkologie erwies. Mit allen Filtern ausgestattet hielt er alle messbaren Partikel zurück. Unter natürlichen Umgebungsbedingungen ließ sich die Anzahl koloniebildender Einheiten (KBE) von Aspergillus-Spezies innerhalb einer halben Stunde von 140 auf etwa 30 pro Kubikmeter senken. Wurde der Luftreiniger dagegen ohne Filter betrieben, änderte sich nichts. Unter extremen Bedingungen, bei einer massiven Kontamination eines Raumes mit Aspergillussporen, senkte der Luftreiniger innerhalb von zwei Stunden die Anzahl KBE/m^3 aus einen nicht messbaren Bereich über 5.500 auf 45 KBE/m^3. Anschließend schwankten die Werte um etwa 15 KBE/m^3. Unter der natürlichen Sedimentierung von Aspergillussporen wurde dieser Wert nie erreicht. Die Werte gingen bei der Sedimentierung langsamer als unter dem Betrieb des Luftreinigers auf etwa 180 KBE/m^3 zurück und pendelten sich auf diesen Wert ein. Zudem wurde der Geräuschpegel des Geräts als tolerierbar empfunden.

In der retrospektiven Analyse einer historischen Kontrollgruppe trat die invasive pulmonaler Aspergillose bei 19 von 35 streng ausgewählten Patienten auf (54,29 %). 15 Diagnosen waren wahrscheinliche und 4 waren mögliche Aspergillosen. Gesicherte Diagnosen waren nicht vorzufinden. Die Dauer bis zum Auftreten einer IPA lag im Durchschnitt bei 76,6 Tagen. Es zeigte sich, dass ¾ aller IPA-Fälle in den ersten 56 Tagen ab Beginn der intensiven Chemotherapie auftraten. 5 von 35 Patienten (14,3 %) starben an den Folgen einer Sepsis, Blutung oder dem Fortschreiten der akuten Leukämie. Die historische Kontrollgruppe setzte sich zu 80 % aus AML- und zu 20 % aus ALL-Patienten zusammen. 60 %

der Patienten waren männlich. Das Durchschnittsalter lag bei 58 Jahren, die durchschnittliche Neutropeniedauer bei 26,4 Tagen. Die Patienten waren im Mittel 118,8 Tage im Krankenhaus, die Patienten mit einer IPA erhielten durchschnittlich 31,9 Tage lang systemische Antimykotika.

Für die prospektive randomisierte kontrollierte Studie zur Prüfung der Wirksamkeit der Luftreiniger kamen 89 Patienten für die Studienteilnahme in Frage. Davon wurden 39 Patienten zur Interventionsgruppe und 37 zur Kontrollgruppe zugeordnet. 5 Patienten erfüllten die Ausschlusskriterien, 8 Patienten lehnten die Studienteilnahme ab. Von den 39 Patienten in der Kontrollgruppe hatten 4, von den 37 Patienten hatten 2 Patienten nicht die zugewiesene Intervention erhalten. Für die Intention-to-Treat-Analyse wurde alle Daten der eingeschlossenen Patienten ausgewertet, für die Per-Protocol-Analyse nur diejenigen, die die Intervention erhalten hatten. Die Luftreiniger wurden einmalig entblindet, als es zu einer Häufung von IPA-Fällen kam, die sich jedoch als zufällige Häufung herausstellte.

Als Hauptergebnis zeigte sich, dass 18 von 39 Patienten in der HEPA-Filter-Gruppe und 20 von 37 Patienten in der Schein-Filter-Gruppe eine IPA entwickelten. Die absolute Risikoreduktion betrug 7,9 %, die relative Risikoreduktion 14,6 %, p = 0,49 (Intention-to-treat-Analyse). Der ursprünglich erhoffte Effekt einer relativen Risikoreduktion von 60 % konnte nicht nachgewiesen werden. Zusätzlich wurden als deskriptive Analysen eine Per-Protocol-Analyse, einseitige Tests sowie eine nach Zentren stratifizierte Analyse durchgeführt. Alle Unterschiede waren statistisch nicht signifikant. Die Diagnosen waren mit 83 % bzw. 95 % überwiegend wahrscheinliche Aspergillosen, gesicherte Diagnosen kamen nicht vor. Auch Analysen des IPA-freien Intervalls im Mittelwertvergleich wie auch im Log-rank-Test sowie ein Mortalitätsvergleich und weitere Nebenzielanalysen führten nicht zu statistisch signifikanten Ergebnissen.

6 Diskussion und Fazit

Die Unterbringung von Hochrisikopatienten in Krankenzimmern mit filtrierter Raumluft wird national und international empfohlen, obwohl der Wirksamkeitsnachweis noch aussteht (Lass-Flörl et al. 2004; Segal et al. 2009). Viele Zentren haben demgemäß bereits Isoliereinheiten mit gefilterter Raumluft eingerichtet. Diese Räume können von Hochrisikopatienten für begrenzte Zeiträume genutzt werden, zumeist Patienten, die sich einer allogenen Stammzelltransplantation unterwerfen. Obwohl auch für diese Patientengruppe kein Beleg der Wirksamkeit in Form von randomisierten Studien vorliegt, ist die Durchführung einer Wirksamkeitsprüfung heute praktisch kaum noch machbar bzw. ethisch kaum zu rechtfertigen. Patienten, die über längere Zeiträume einem hohen Aspergiloserisiko ausgesetzt sind, wie etwa Patienten mit einer akuten Leukämie, werden häufig in ungeschützten Räumen untergebracht. Für diese Patienten war eine Studie mit dezentralen Luftreinigern durchführbar und ethisch vertretbar.

In dem anzustrebenden Effekt sollte sich die Intervention an dem bereits erreichbaren Stand messen lassen. Studien mit HEPA-Filtrierung der Luft haben – wenn auch nicht immer statistisch signifikante – relative Risiken in Höhe von 0,063 bis 0,43 erzielt (Eckmanns et al. 2006). Lediglich in einer kleinen Studie mit 45 Patienten (Lohner et al. 1979) ergab sich für die Interventionsgruppe ein doppelt so hohes Risiko. Auch ist es bemerkenswert, dass in sieben Studien in der HEPA-Filter-Gruppe überhaupt keine IPAs auftraten. Daher wurde in der vorliegenden Untersuchung ein relativ großer Effekt erwartet.

Dieser Effekt konnte nicht nachgewiesen werden. Es stellt sich die Frage, ob sich bei einer größeren Stichprobe ein Effekt hätte belegen lassen können. Geht man davon aus, dass der gemessene Effekt (relatives Risiko = 0,85) in der Realität vorliegt, und nimmt man diesen Effekt als Grundlage zur Fallzahlberechnung einer erneuten randomisierten Studie, so wären selbst bei einer einseitigen Testung über 500 Patienten pro Gruppe erforderlich, um diesen Effekt nachzuweisen. Bei der insgesamt doch recht seltenen Erkrankung IPA ist eine Untersuchung dezentraler Luftreiniger in dieser Größenordnung praktisch nicht durchführbar und eine Replikation der Studie mit einer höheren Fallzahl somit nicht zu erwarten.

Für die vorliegende Untersuchung wurde ein Luftreiniger der Firma Incen ausgewählt, die in Europa bereits Krankenhäuser mit dezentralen Luftreinigern ausgestattet hat. Bevor das

Gerät in den an der Studie beteiligten Kliniken eingesetzt wurde, wurden verschiedene Tests durchgeführt. Insgesamt wurde der Luftreiniger als gut geeignet eingeschätzt. Bei den Versuchen zeigte sich, dass das Gerät auch bei starker Sporenbelastung der Luft die Sporenlast recht schnell auf niedrigere Werte als in der natürlichen Umgebungsluft zu senken vermag. Die Untersuchungen unter natürlichen Umgebungsbedingungen werden von der Literatur bestätigt. In einer Studie wurden Luftmessungen in Räumen mit und solchen ohne HEPA-Filtrierung über 10 Jahre durchgeführt. In der Außenluft fanden sich Belastungen mit Aspergillus-Sporen zwischen 0 und mehr als 2000 KBE/m^3, in der ungeschützten Innenluft des Krankenhauses zwischen 0 und 1000 KBE/m^3. In den Einheiten, in denen Knochenmarktransplantationen durchgeführt wurden, wurde die Luft durch HEPA-Filter gereinigt. Hier fanden sich Sporenbelastungen von lediglich bis zu 20 KBE/m^3 (Falvey et al. 2007). Auch der verwendete Luftreiniger IQAir® HealthPro 250 erzielte unter natürlichen Umgebungsbedingungen eine vergleichbare Leistung.

Der Wert 0 KBE/m^3 wird aufgrund von Aufwirbelung vom Boden und Sporeneinschleppung aus der Außenwelt auch in geschützten Räumen kaum erreicht. Dieses Problem wird bei einem dezentralen Gerät, das mit Umluft arbeitet, noch dadurch verstärkt, dass durch die Luftumwälzung ein negativer Druck im Raum entsteht, der die Einschleppung von Keimen begünstigt. Sinnvoller wäre ein leichter Überdruck im Patientenzimmer. Um das zu erreichen müssten die Luftreiniger außerhalb des Zimmers angebracht werden, und die gefilterte Luft müsste durch eine Öffnung ins Zimmer geleitet werden. Dies wäre jedoch mit Umbauarbeiten, mit zusätzlichen Belastungen für die Patienten und finanziellen Belastungen für die Kliniken verbunden gewesen und wurde dementsprechend bei der Planung der Studie seitens der Kliniken abgelehnt.

Entscheidend für die Leistung eines Luftreinigers ist zudem die Einstellung der Leistungsstufe. Stufe 1 wurde von den Patienten immer toleriert, tagsüber wie nachts. Ob Stufe 2 oder 3 als zu laut empfunden wurde, hing zum einen von der persönlichen Empfindlichkeit ab, aber zum anderen auch von der Umgebungslautstärke. Lag das Zimmer an einer lauten Straße, wurden Stufe 2 oder 3 auch bei geschlossenem Fenster toleriert. Lag das Zimmer jedoch sehr ruhig, so wurde auch tagsüber nur Stufe 1 oder 2 toleriert, die höheren Stufen wurden als zu laut empfunden. Dadurch war die Leistung des Gerätes eingeschränkt. Die Luftwechselrate in einem Zimmer der Größe 75 m^3 nahm somit auf den Stufen 1 bis 3 recht geringe Werte von 0,8 bis 1,7 Luftwechsel pro Stunde an. Die Luftwechselraten liegen bei Laminar Air Flow (LAF) wesentlich höher, und die Effektivität bezüglich der Reduktion der Kontamination der Luft mit Aspergillussporen ist dementsprechend größer (Cornet et al. 1999; Alberti et al. 2001). Eine geringe Luftwechselrate kann dazu beigetragen haben, dass sich in der vorliegenden Studie kein Effekt nachweisen lies. Die einzige Studie (nicht randomisiert mit einer historischen Kontrollgruppe) mit im Zimmer angebrachten Luftreinigern gibt eine sehr hohe Luftwechselrate von 24 pro Stunde an, die sonst nur mit LAF zu erzielen ist (Rhame et al. 1984). In dieser Studie konnte die IPA-Inzidenz statistisch signifikant gesenkt werden. Allerdings sind mit dezentralen Luftreinigern solche Luftwechselraten in der Regel nicht erzielbar. Doch auch mit LAF konnten in randomisierten Studien bzw. in einer Meta-Analyse bislang keine Effekte nachgewiesen werden (Eckmanns et al. 2006).

Eine weitere mögliche Erklärung, warum sich der erhoffte Effekt nicht einstellte, schließt direkt daran an. Nicht nur war die Luftwechselrate gering, auch konnten vor allem im Sommer die Begleitmaßnahmen von den Patienten nicht immer eingehalten werden. Bei sommerlich hohen Temperaturen wurden trotz diesbezüglicher Beratung der Patienten Türen und Fenster häufiger dauerhaft zum Lüften geöffnet statt nur Stoßlüftungen vorzunehmen und dabei die FFP3-Masken zu verwenden. Eine neuere Veröffentlichung zeigt jedoch, dass auch Atemschutzmasken keinen zusätzlichen Schutz erbringen (Maschmeyer et al. 2009).

Bauarbeiten in der Umgebung der Stationen mit Hochrisikopatienten erhöhen das Risiko für invasive Aspergillosen (Rhame et al. 1984; Hahn et al. 2002). In beiden an der vorliegenden Studie beteiligten Zentren fanden zur Zeit der Untersuchung keine Bauarbeiten statt, so dass diesbezügliche Einflüsse ausgeschlossen werden können.

Das Problem der Expositionsprophylaxe bleibt somit weiterhin ungelöst. Ist es also überflüssig, Patienten mit IPA-Risiko in geschützten Umgebungen unterzubringen? Nach Ansicht vieler Experten bislang nicht. Auch wenn der endgültige Wirksamkeitsnachweis noch nicht erbracht wurde, wird davon ausgegangen, dass die gefilterte Raumluft einen gewissen Beitrag zum Infektionsschutz von Patienten im Rahmen von onkologisch-hämatologischen Erkrankungen und Stammzelltransplantationen leistet (Eckmanns et al. 2006; Schlesinger et al. 2009).

Aufgrund neuer pharmakologischer Entwicklungen zeichnet sich eine wirksame Prophylaxe mittels Antimykotika ab (Cornely et al. 2007; Robenshtok et al. 2007; Ullmann et al. 2007; Wingard et al. 2007). Im Zeitraum der HEPA-Prophylaxe der vorliegenden Untersuchung wurde in den beteiligten Zentren keine allgemeine medikamentöse Aspergillose-Prophylaxe durchgeführt. Auch wenn einzelne Patienten prophylaktisch Antimykotika erhielten, beispielsweise bei einer Aspergillose in der Anamnese, wurden diese Patienten aus der Studie ausgeschlossen. Der Nachteil der Luftfilterung ist, dass sie sich nur in bestimmten Zeiten des Klinikaufenthaltes mit hohem Aufwand durchführen lässt, außerhalb dieser Zeiten jedoch nicht gegeben ist. Demgegenüber könnte eine medikamentöse Prophylaxe permanent durchgeführt werden, auch über den Klinikaufenthalt hinaus.

Fazit: Als Ertrag der Studie ist festzuhalten, dass ein großer Effekt in der Senkung der Häufigkeit der invasiven pulmonalen Aspergillose in der Hämato-Onkologie mittels dezentraler Luftreiniger mit HEPA-Filtern nicht nachgewiesen werden konnte. Weitere klinische Studien oder geeignete Beobachtungsstudien sind aufgrund der Schwere des Problems erforderlich. Auch die HEPA-Filterung der Raumluft wird weiterhin in der Diskussion stehen. Die vorliegende Untersuchung zeigt, dass es nicht ausreichend ist, dezentrale Luftreiniger in den Patientenzimmern aufzustellen. Da die Empfehlung zur Unterbringung in geschützten Räumen weiterhin besteht, sollten Überlegungen angestellt werden, ganze Abteilungen mit Luftreinigern auszustatten, statt nur einzelne Patientenzimmer, wie dies international bereits geschehen ist, oder diese Patienten für die Dauer der Neutropenie in Räumen mit zentralen raumlufttechnischen Anlagen einschließlich HEPA-Filterung und Überdruck oder in geschlossenen Einheiten mit LAF unterzubringen. Darüber hinaus müssen bei Baumaßnahmen in und in der Nähe von Krankenhäusern zusätzliche Maßnahmen zum Schutz der Patienten ergriffen werden, und aufgrund des Anteils an ambulant erworbenen Aspergillosen sollten potenzielle Streuquellen auch im häuslichen Bereich reduziert werden. Diesbezüglich benötigen die Patienten eine qualifizierte Beratung. Ob diese Empfehlungen angesichts der verbesserten medikamentösen Prophylaxe-Möglichkeiten langfristig aufrecht erhalten werden, wird sich in der Zukunft zeigen.

Literaturverzeichnis

Aisner, J.; Murillo, J.; Schimpff, S. C. Steere, A. C. (1979): Invasive aspergillosis in acute leukemia: correlation with nose cultures and antibiotic use. Ann Intern Med 90(1): 4-9.

Aisner, J.; Schimpff, S. Wiernik, P. (1977): Treatment of invasive aspergillosis: relation of early diagnosis and treatment to response. Annals of Internal Medicine 86(5): 539.

Alberti, C.; Bouakline, A.; Ribaud, P.; Lacroix, C., et al. (2001): Relationship between environmental fungal contamination and the incidence of invasive aspergillosis in haematology patients. J Hosp Infect 48(3): 198-206.

Anaissie, E.; Stratton, S.; Dignani, M.; Summerbell, R., et al. (2002): Pathogenic Aspergillus Species Recovered from a Hospital Water System: A 3-Year Prospective Study. Clinical Infectious Diseases 34(6): 780-789.

Ascioglu, S.; De Pauw, B.; Bennett, J.; Bille, J., et al. (1999). Analysis of definitions used in clinical research on invasive fungal infections (IFI): consensus proposal for new, standardized definitions.

Ascioglu, S.; Rex, J. H.; de Pauw, B.; Bennett, J. E., et al. (2002): Defining opportunistic invasive fungal infections in immunocompromised patients with cancer and hematopoietic stem cell transplants: an international consensus. Clin Infect Dis 34(1): 7-14.

Atallah, E.; Cortes, J.; O'Brien, S.; Pierce, S., et al. (2007): Establishment of baseline toxicity expectations with standard frontline chemotherapy in acute myelogenous leukemia. Blood 110(10): 3547.

Barnes, A.; Oppenheim, B.; Chang, J.; Morgenstern, G., et al. (1999): Early investigation and initiation of therapy for invasive pulmonary aspergillosis in leukaemic and bone marrow transplant patients. Mycoses 42(5-6): 403-408.

Barnes, R. A. Rogers, T. R. (1989): Control of an outbreak of nosocomial aspergillosis by laminar air-flow isolation. J Hosp Infect 14(2): 89-94.

Bäumer, R. Maiwald, A., Eds. (2008): Onkologische Pflege. Stuttgart, Thieme Verlag.

Bennett, J. M.; Catovsky, D.; Daniel, M. T.; Flandrin, G., et al. (1976): Proposals for the classification of the acute leukaemias. French-American-British (FAB) co-operative group. Br J Haematol 33(4): 451-8.

Bodey, G.; Buckley, M.; Sathe, Y. Freireich, E. (1966): Quantitative relationships between circulating leukocytes and infection in patients with acute leukemia. Ann Intern Med 64(2): 328-40.

Böhme, A.; Ruhnke, M.; Buchheidt, D.; Cornely, O., et al. (2009): Treatment of invasive fungal infections in cancer patients—Recommendations of the Infectious Diseases Working Party (AGIHO) of the German Society of Hematology and Oncology (DGHO). Annals of Hematology 88(2): 97-110.

Bordow, R.; Ries, A. Morris, T. (2005): Manual of clinical problems in pulmonary medicine, Lippincott Williams & Wilkins.

Bouakline, A.; Lacroix, C.; Roux, N.; Gangneux, J. P., et al. (2000): Fungal contamination of food in hematology units. J Clin Microbiol 38(11): 4272-3.

Boutati, E. I. Anaissie, E. J. (1997): Fusarium, a significant emerging pathogen in patients with hematologic malignancy: ten years' experience at a cancer center and implications for management. Blood 90(3): 999-1008.

Bow, E. J.; Laverdiere, M.; Lussier, N.; Rotstein, C., et al. (2002): Antifungal prophylaxis for severely neutropenic chemotherapy recipients: a meta analysis of randomized-controlled clinical trials. Cancer 94(12): 3230-3246.

Buckner, C. D.; Clift, R. A.; Sanders, J. E.; Meyers, J. D., et al. (1978): Protective environment for marrow transplant recipients: a prospective study. Ann Intern Med 89(6): 893-901.

Bungeroth, U. (2005): Basics Pulmologie, Elsevier GmbH Deutschland.

Caillot, D.; Casasnovas, O.; Bernard, A.; Couaillier, J., et al. (1997): Improved management of invasive pulmonary aspergillosis in neutropenic patients using early thoracic computed tomographic scan and surgery. Journal of Clinical Oncology 15(1): 139.

CDC (1994): Centers for Disease Control and Prevention. Guidelines for preventing the transmission of Mycobacterium tuberculosis in health-care facilities. MMWR Recomm Rep 43(RR-13).

Chamilos, G.; Luna, M.; Lewis, R. E.; Bodey, G. P., et al. (2006): Invasive fungal infections in patients with hematologic malignancies in a tertiary care cancer center: an autopsy study over a 15-year period (1989-2003). Haematologica 91(7): 986-9.

Chang, C. C.; Cheng, A. C.; Devitt, B.; Hughes, A. J., et al. (2008): Successful control of an outbreak of invasive aspergillosis in a regional haematology unit during hospital construction works. J Hosp Infect 69(1): 33-8.

Chen, J.; Chang, Y.; Luh, S.; Lee, J., et al. (1997): Surgical treatment for pulmonary aspergilloma: a 28 year experience. Thorax 52(9): 810.

Cornely, O. A.; Maertens, J.; Winston, D. J.; Perfect, J., et al. (2007): Posaconazole vs. fluconazole or itraconazole prophylaxis in patients with neutropenia. N Engl J Med 356(4): 348-359.

Cornely, O. A.; Ullmann, A. J. Karthaus, M. (2003): Evidence-based assessment of primary antifungal prophylaxis in patients with hematologic malignancies. Blood 101(9): 3365-72.

Cornet, M.; Fleury, L.; Maslo, C.; Bernard, J. F., et al. (2002): Epidemiology of invasive aspergillosis in France: a six-year multicentric survey in the Greater Paris area. J Hosp Infect 51(4): 288-96.

Cornet, M.; Levy, V.; Fleury, L.; Lortholary, J., et al. (1999): Efficacy of prevention by high-efficiency particulate air filtration or laminar airflow against Aspergillus airborne contamination during hospital renovation. Infect Control Hosp Epidemiol 20(7): 508-513.

Cornillet, A.; Camus, C.; Nimubona, S.; Gandemer, V., et al. (2006): Comparison of epidemiological, clinical, and biological features of invasive aspergillosis in neutropenic and nonneutropenic patients: a 6-year survey. Clin Infect Dis 43(5): 577-84.

De Pauw, B.; Walsh, T.; Donnelly, J.; Stevens, D., et al. (2008): Revised definitions of invasive fungal disease from the European Organization for Research and Treatment of Cancer/Invasive Fungal Infections Cooperative Group and the National Institute of Allergy and Infectious Diseases Mycoses Study Group (EORTC/MSG) Consensus Group. Clinical Infectious Diseases 46(12): 1813-1821.

Denning, D. W. (1996): Therapeutic outcome in invasive aspergillosis. Clinical Infectious Diseases 23(3): 608-615.

Denning, D. W. (1998): Invasive Aspergillosis. Clinical Infectious Diseases 26(4): 781-803.

deShazo, R.; Chapin, K. Swain, R. (1997): Fungal Sinusitis. New England Journal of Medicine 337(4): 254-259.

Diederich, S.; Scadeng, M.; Dennis, C.; Stewart, S., et al. (1998): Aspergillus infection of the respiratory tract after lung transplantation: chest radiographic and CT findings. European Radiology 8(2): 306-312.

DiNubile, M. J. (1995): Fever and neutropenia: still a challenge. Contemp Intern Med 7(1): 35-7, 41-5.

Drakos, P.; Nagler, A.; Or, R.; Naparstek, E., et al. (1993): Invasive fungal sinusitis in patients undergoing bone marrow transplantation. Bone Marrow Transplant 12(3): 203-8.

Eckmanns, T. Gastmeier, P. (2006): The Influence of High-Efficiency Particulate Air Filtration on Mortality and Fungal Infection among Highly Immunosuppressed Patients: A Systematic Review. The Journal of Infectious Diseases 193(10): 1408-1418.

Ehninger, G.; Link, H. Berdel, W. (2008): Akute myeloische Leukämie: Pathophysiologie, Diagnostik, Therapie, Prognose. Reihe Onkologie, Deutscher Ärzteverlag.

Engelhart, S.; Hanfland, J.; Glasmacher, A.; Krizek, L., et al. (2003): Impact of portable air filtration units on exposure of haematology-oncology patients to airborne Aspergillus fumigatus spores under field conditions. J Hosp Infect 54(4): 300-304.

Erjavec, Z.; Woolthuis, G. M.; de Vries-Hospers, H. G.; Sluiter, W. J., et al. (1997): Tolerance and efficacy of Amphotericin B inhalations for prevention of invasive pulmonary aspergillosis in haematological patients. Eur J Clin Microbiol Infect Dis 16(5): 364-368.

Falvey, D. Streifel, A. (2007): Ten-year air sample analysis of Aspergillus prevalence in a university hospital. Journal of Hospital Infection 67(1): 35-41.

Fielding, A.; Rowe, J.; Richards, S.; Buck, G., et al. (2009): Prospective outcome data on 267 unselected adult patients with Philadelphia chromosome-positive acute lymphoblastic leukemia confirms superiority of allogeneic transplantation over chemotherapy in the pre-imatinib era: results from the International ALL Trial MRC UKALLXII/ECOG2993. Blood 113(19): 4489.

Freund, M. Hoelzer, D. (2007): Akute lymphatische Leukämie (ALL). Kompendium Internistische Onkologie Standards in Diagnostik und Therapie. Teil II: Therapiekonzepte Maligner Tumoren. 4. Aufl. Schmoll, H.-J.; Höffken, K. Possinger, K. Heidelberg, Springer Medizin Verlag.

Gallien, S.; Fournier, S.; Porcher, R.; Bottero, J., et al. (2008): Therapeutic outcome and prognostic factors of invasive aspergillosis in an infectious disease department: a review of 34 cases. Infection 36(6): 533-8.

Gamillscheg, A.; Urban, C.; Slavc, I.; Lackner, H., et al. (1991): Infections in the neutropenic phase following bone marrow transplantation: comparison of laminar airflow isolation with conventional isolation. Wien Klin Wochenschr 103(3): 82-7.

Gothe, H.; Gaudig, M.; Höer, A.; Häussler, B., et al. (2006): Aspergillose in deutschen Krankenhäusern – eine Analyse auf Basis von DRG-Daten. Gesundheitswesen: 68.

Greenberger, P. (2002): Allergic bronchopulmonary aspergillosis. The Journal of Allergy and Clinical Immunology 110(5): 685-692.

Greenberger, P. Patterson, R. (1988): Allergic bronchopulmonary aspergillosis and the evaluation of the patient with asthma. J Allergy Clin Immunol 81(4): 646-50.

Groll, A.; Shah, P.; Mentzel, C.; Schneider, M., et al. (1996): Trends in the postmortem epidemiology of invasive fungal infections at a university hospital. Journal of Infection 33(1): 23-32.

Gryn, J.; Goldberg, J.; Johnson, E.; Siegel, J., et al. (1993): The toxicity of daily inhaled amphotericin B. Am J Clin Oncol 16(1): 43-6.

Hahn, H.; Kaufmann, S.; Schulz, T. Suerbaum, S. (2008): Medizinische Mikrobiologie und Infektiologie, Springer.

Hahn, T.; Cummings, K. M.; Michalek, A. M.; Lipman, B. J., et al. (2002): Efficacy of high-efficiency particulate air filtration in preventing aspergillosis in immunocompromised patients with hematologic malignancies. Infect Control Hosp Epidemiol 23(9): 525-31.

Haiduven, D. (2009): Nosocomial aspergillosis and building construction. Med Mycol 47 Suppl 1: S210-6.

Hemmann, S.; Nikolaizik, W.; Schöni, M.; Blaser, K., et al. (1998): Differential IgE recognition of recombinant Aspergillus fumigatus allergens by cystic fibrosis patients with allergic bronchopulmonary aspergillosis or Aspergillus allergy. Eur. J. Immunol 28: 1155-1160.

Herbrecht, R.; Denning, D.; Patterson, T.; Bennett, J., et al. (2002). Voriconazole versus amphotericin B for primary therapy of invasive aspergillosis. 347: 408-415.

Hertenstein, B.; Kern, W. V.; Schmeiser, T.; Stefanic, M., et al. (1994): Low incidence of invasive fungal infections after bone marrow transplantation in patients receiving amphotericin B inhalations during neutropenia. Ann Hematol 68(1): 21-6.

Heussel, C.; Ullmann, A. Kauczor, H. (2000): Pilzpneumonie. Der Radiologe 40(6): 518-529.

Hick, C. Hartmann, J. (2006): Intensivkurs Physiologie, Elsevier GmbH Deutschland.

Ho, K. M.; Duff, O.; Chambers, D. Murray, R. (2008): Meta-analysis of nebulized amphotericin B to prevent or treat pulmonary aspergillosis in immunosuppressed animals. Transpl Infect Dis 10(3): 168-76.

Hoelzer, D. Gökbuget, N. (2006): Akute lymphatische Leukämie des Erwachsenen. Der Onkologe 12(10): 983-1002.

Hughes, W. T.; Armstrong, D.; Bodey, G. P.; Bow, E. J., et al. (2002): 2002 guidelines for the use of antimicrobial agents in neutropenic patients with cancer. Clin Infect Dis 34(6): 730-51.

Kahn, F.; Jones, J. England, D. (1986): The role of bronchoalveolar lavage in the diagnosis of invasive pulmonary aspergillosis. American journal of clinical pathology 86(4): 518-523.

Kemper, C.; Hostetler, J.; Follansbee, S.; Ruane, P., et al. (1993): Ulcerative and plaque-like tracheobronchitis due to infection with Aspergillus in patients with AIDS. Clin Infect Dis 17(3): 344-52.

Kiertiburanakul, S.; Thibbadee, C. Santanirand, P. (2007): Invasive aspergillosis in a tertiary-care hospital in Thailand. J Med Assoc Thai 90(5): 895-902.

Kirsten, D.; Rieger, U.; Amthor, M. Magnussen, H. (1992): Invasive aspergillosis in cavitary lung sarcoidosis. Pneumologie 46(6): 239-42.

Kramer, A. Adam, W. (2001): Krankenhaus- und Praxishygiene, Elsevier, Urban & Fischer Verlag.

Kramer, A.; Christiansen, B.; Exner, M. Rotter, M. (2000): Händehygiene. Mitteilung der Kommission für Krankenhaushygiene und Infektionsprävention am Robert Koch-Institut. Bundesgesundhbl Gesundheitsforsch Gesundheitsschutz 43: 230-233.

Kramer, M.; Denning, D.; Marshall, S.; Ross, D., et al. (1991): Ulcerative tracheobronchitis after lung transplantation. A new form of invasive aspergillosis. Am Rev Respir Dis 144(3 Pt 1): 552-6.

Kück, U.; Engh, I.; Hoff, B. Nowrousian, M. (2009): Schimmelpilze: Lebensweise, Nutzen, Schaden, Bekämpfung. Berlin, Heidelberg, Springer Berlin Heidelberg.

Kuderer, N.; Dale, D.; Crawford, J. Lyman, G. (2007): Impact of primary prophylaxis with granulocyte colony-stimulating factor on febrile neutropenia and mortality in adult cancer patients receiving chemotherapy: a systematic review. Journal of Clinical Oncology 25(21): 3158.

Larson, E. (1988): A Causal Link between Handwashing and Risk of Infection? Examination of the Evidence. Infect Control Hosp Epidemiol 9(1): 28-36.

Larson, E. Nirenberg, A. (2004): Evidence-based nursing practice to prevent infection in hospitalized neutropenic patients with cancer. Oncol Nurs Forum 31(4): 717-25.

Lass-Flörl, C. (2007): Die serologische Diagnostik von Pilzinfektionen. WMW Wiener Medizinische Wochenschrift 157(19): 526-529.

Lass-Flörl, C. Dierich, M. P. (2004): Epidemiologie und Expositionsprophylaxe nosokomialer Aspergillus-Infektionen bei hämatoonkologischen Patienten. Bundesgesundheitsblatt Gesundheitsforschung Gesundheitsschutz 47(4): 379-83.

Lass-Flörl, C.; Salzer, G. M.; Schmid, T.; Rabl, W., et al. (1999): Pulmonary Aspergillus colonization in humans and its impact on management of critically ill patients. Br J Haematol 104(4): 745-747.

Latgé, J. (1999): Aspergillus fumigatus and Aspergillosis. Clinical Microbiology Reviews 12(2): 310-350.

Latgé, J. (2001): The pathobiology of Aspergillus fumigatus. Trends in Microbiology 9(8): 382-389.

Latge, J. P. (1999): Aspergillus fumigatus and aspergillosis. Clin Microbiol Rev 12(2): 310-50.

Levine, A. S.; Siegel, S. E.; Schreiber, A. D.; Hauser, J., et al. (1973): Protected environments and prophylactic antibiotics. A prospective controlled study of their utility in the therapy of acute leukemia. N Engl J Med 288(10): 477-83.

Lin, S.; Schranz, J. Teutsch, S. (2001): Aspergillosis case-fatality rate: systematic review of the literature. Clinical Infectious Diseases 32(3): 358-366.

Link, H.; Böhme, A.; Cornely, O.; Höffken, K., et al. (2003): Antimicrobial therapy of unexplained fever in neutropenic patients. Annals of Hematology 82: 105-117.

Link, H.; Buchheidt, D.; Maschmeyer, G.; Böhme, A., et al. (2006). Infektionen bei Neutropenie. Arbeitsgemeinschaft Infektionen in der Hämatologie und Onkologie (AGIHO) der Deutschen Gesellschaft für Hämatologie und Onkologie (DGHO). http://www.dgho-infektionen.de/ Stand: 14.07.2006.

Lohner, D.; Debusscher, L.; Prevost, J. M. Klastersky, J. (1979): Comparative randomized study of protected environment plus oral antibiotics versus oral antibiotics alone in neutropenic patients. Cancer Treat Rep 63(3): 363-8.

Loo, V. G.; Bertrand, C.; Dixon, C.; Vitye, D., et al. (1996): Control of construction-associated nosocomial aspergillosis in an antiquated hematology unit. Infect Control Hosp Epidemiol 17(6): 360-4.

Maertens, J.; Klont, R.; Masson, C.; Theunissen, K., et al. (2007): Optimization of the cutoff value for the Aspergillus double-sandwich enzyme immunoassay. Clinical Infectious Diseases 44(10): 1329-1336.

Mahieu, L. M.; De Dooy, J. J.; Van Laer, F. A.; Jansens, H., et al. (2000): A prospective study on factors influencing aspergillus spore load in the air during renovation works in a neonatal intensive care unit. J Hosp Infect 45(3): 191-197.

Mank, A. van der Lelie, H. (2003): Is there still an indication for nursing patients with prolonged neutropenia in protective isolation?. An evidence-based nursing and medical study of 4 years experience for nursing patients with neutropenia without isolation. Eur J Oncol Nurs 7(1): 17-23.

Margulies, A.; Fellinger, K.; Kroner, T. Gaisser, A., Eds. (2006): Onkologische Krankenpflege, Springer.

Marks, R. Finke, J. (2006): Die Bedeutung der Stammzelltherapie in der Hämatologie und Onkologie. Der Internist 47(5): 467-478.

Marr, K. A.; Carter, R. A.; Boeckh, M.; Martin, P., et al. (2002): Invasive aspergillosis in allogeneic stem cell transplant recipients: changes in epidemiology and risk factors. Blood 100(13): 4358-66.

Marr, K. A.; Seidel, K.; White, T. C. Bowden, R. A. (2000): Candidemia in allogeneic blood and marrow transplant recipients: evolution of risk factors after the adoption of prophylactic fluconazole. J Infect Dis 181(1): 309-16.

Martius, J.; Brühl, P.; Hartenauer, U. Piechota, H.-J. (1999): Empfehlungen zur Prävention und Kontrolle Katheter-assoziierter Harnwegsinfektionen. Mitteilung der Kommission für Krankenhaushygiene und Infektionsprävention am Robert Koch-Institut RKI. Bundesgesundheitsblatt-Gesundheitsforschung-Gesundheitsschutz 42(10): 806-809.

Maschmeyer, G. (2009): Prevention of mould infections. Journal of Antimicrobial Chemotherapy 63(Supplement 1): i27.

Maschmeyer, G.; Haas, A. Cornely, O. A. (2007): Invasive aspergillosis: epidemiology, diagnosis and management in immunocompromised patients. Drugs 67(11): 1567-601.

Maschmeyer, G.; Neuburger, S.; Fritz, L.; Bohme, A., et al. (2009): A prospective, randomised study on the use of well-fitting masks for prevention of invasive aspergillosis in high-risk patients. Ann Oncol 20(9): 1560-4.

Maschmeyer, G. Sandherr, M. (2009): Infektionen in der Hämatologie und Onkologie. Internist 50(2): 187-202.

Mattner, F.; Chaberny, I. F.; Weissbrodt, H.; Fischer, S., et al. (2005): Surveillance of invasive mold infections in lung transplant recipients: effect of antimycotic prophylaxis with itraconazole and voriconazole. Mycoses 48 Suppl 1: 51-5.

McNeil, M.; Nash, S.; Hajjeh, R.; Phelan, M., et al. (2001): Trends in mortality due to invasive mycotic diseases in the United States, 1980-1997. Clinical Infectious Diseases 33(5): 641-647.

Micheli, P. (1729): Nova plantarum genera. Florence, Bernardi Paperinii.

Morgan, J.; Wannemuehler, K. A.; Marr, K. A.; Hadley, S., et al. (2005): Incidence of invasive aspergillosis following hematopoietic stem cell and solid organ transplantation: interim results of a prospective multicenter surveillance program. Med Mycol 43 Suppl 1: S49-58.

Mouy, R.; Fischer, A.; Vilmer, E.; Seger, R., et al. (1989): Incidence, severity, and prevention of infections in chronic granulomatous disease. J Pediatr 114(4 Pt 1): 555-60.

Mühlemann, K.; Wenger, C.; Zenhäusern, R. Täuber, M. (2005): Risk factors for invasive aspergillosis in neutropenic patients with hematologic malignancies. Leukemia 19(4): 545-550.

Nauseef, W. M. Maki, D. G. (1981): A study of the value of simple protective isolation in patients with granulocytopenia. N Engl J Med 304(8): 448-53.

Navari, R. M.; Buckner, C. D.; Clift, R. A.; Storb, R., et al. (1984): Prophylaxis of infection in patients with aplastic anemia receiving allogeneic marrow transplants. Am J Med 76(4): 564-72.

Neofytos, D.; Horn, D.; Anaissie, E.; Steinbach, W., et al. (2009): Epidemiology and outcome of invasive fungal infection in adult hematopoietic stem cell transplant recipients: analysis of Multicenter Prospective Antifungal Therapy (PATH) Alliance registry. Clin Infect Dis 48(3): 265-73.

Oren, I.; Haddad, N.; Finkelstein, R. Rowe, J. M. (2001): Invasive pulmonary aspergillosis in neutropenic patients during hospital construction: before and after chemoprophylaxis and institution of HEPA filters. Am J Hematol 66(4): 257-62.

Pagano, L.; Caira, M.; Candoni, A.; Offidani, M., et al. (2006): The epidemiology of fungal infections in patients with hematologic malignancies: the SEIFEM-2004 study. Haematologica 91(8): 1068.

Pagano, L.; Ricci, P.; Nosari, A.; Tonso, A., et al. (1995): Fatal haemoptysis in pulmonary filamentous mycosis: an underevaluated cause of death in patients with acute leukaemia in haematological complete remission. A retrospective study and review of the literature. British journal of haematology 89(3): 500.

Patterson, T.; Kirkpatrick, W.; White, M.; Hiemenz, J., et al. (2000): Invasive Aspergillosis: Disease Spectrum, Treatment Practices, and Outcomes. Medicine 79(4): 250.

Pech, A. Jens, K. (2006): Lüftung und Sanitär, Springer.

Peikert, T.; Rana, S. Edell, E. (2005). Safety, diagnostic yield, and therapeutic implications of flexible bronchoscopy in patients with febrile neutropenia and pulmonary infiltrates, [Rochester, Minn., Mayo Foundation].

Perfect, J. R.; Cox, G. M.; Lee, J. Y.; Kauffman, C. A., et al. (2001): The impact of culture isolation of Aspergillus species: a hospital-based survey of aspergillosis. Clin Infect Dis 33(11): 1824-33.

Petek, M.; Jungbluth, M. Krampe, E. (2009): Reinraumtechnik für die Medizintechnik 32. Medizintechnik. Life Science Engineering. 5. überarbeitete und erweiterte Auflage. Wintermantel, E. Ha, S.-W. Berlin, Heidelberg, Springer: 725-763.

Petersen, F.; Thornquist, M.; Buckner, C.; Counts, G., et al. (1988): The effects of infection prevention regimens on early infectious complications in marrow transplant patients: a four arm randomized study. Infection 16(4): 199-208.

Petersen, F. B.; Buckner, C. D.; Clift, R. A.; Nelson, N., et al. (1987): Infectious complications in patients undergoing marrow transplantation: a prospective randomized study of the additional effect of decontamination and laminar air flow isolation among patients receiving prophylactic systemic antibiotics. Scand J Infect Dis 19(5): 559-67.

Pfaffenbach, B.; Donhuijsen, K.; Pahnke, J.; Bug, R., et al. (1994): Systemic fungal infections in hematologic neoplasms. An autopsy study of 1,053 patients. Medizinische Klinik 89(6): 299.

Pittet, D.; Dharan, S.; Touveneau, S.; Sauvan, V., et al. (1999): Bacterial contamination of the hands of hospital staff during routine patient care. Arch Intern Med 159(8): 821-6.

Pizzo, P. A. (1993): Management of fever in patients with cancer and treatment-induced neutropenia. N Engl J Med 328(18): 1323-32.

Polzehl, D.; Weschta, M.; Podbielski, A.; Riechelmann, H., et al. (2005): Fungus culture and PCR in nasal lavage samples of patients with chronic rhinosinusitis. Journal of Medical Microbiology 54(1): 31.

Prentice, H. G.; Kibbler, C. C. Prentice, A. G. (2000): Towards a targeted, risk-based, antifungal strategy in neutropenic patients. Br J Haematol 110(2): 273-84.

Raad, I.; Hanna, H.; Osting, C.; Hachem, R., et al. (2002): Masking of neutropenic patients on transport from hospital rooms is associated with a decrease in nosocomial aspergillosis during construction. Infect Control Hosp Epidemiol 23(1): 41-3.

Rankin, N. E. (1953): Disseminated aspergillosis and moniliasis associated with agranulocytosis and antibiotic therapy. Br Med J 1(4816): 918-9.

Reimer, L.; Wilson, M. Weinstein, M. (1997): Update on detection of bacteremia and fungemia. Clinical Microbiology Reviews 10(3): 444.

Rhame, F. S.; Streifel, A. J.; Kersey, J. H., Jr. McGlave, P. B. (1984): Extrinsic risk factors for pneumonia in the patient at high risk of infection. Am J Med 76(5A): 42-52.

Richardson, M. Kokki, M. (1999): New perspectives in the diagnosis of systemic fungal infections. Annals of Medicine 31(5): 327-335.

Rietschel, H. (1994): Raumklimatechnik. Band 1: Grundlagen. Berlin, Heidelberg, Springer.

Rijnders, B. J.; Cornelissen, J. J.; Slobbe, L.; Becker, M. J., et al. (2008): Aerosolized liposomal amphotericin B for the prevention of invasive pulmonary aspergillosis during prolonged neutropenia: a randomized, placebo-controlled trial. Clin Infect Dis 46(9): 1401-8.

Robenshtok, E.; Gafter-Gvili, A.; Goldberg, E.; Weinberger, M., et al. (2007): Antifungal prophylaxis in cancer patients after chemotherapy or hematopoietic stem-cell transplantation: systematic review and meta-analysis. J Clin Oncol 25(34): 5471-89.

Rodriguez, V.; Bodey, G. P.; Freireich, E. J.; McCredie, K. B., et al. (1978): Randomized trial of protected environment--prophylactic antibiotics in 145 adults with acute leukemia. Medicine (Baltimore) 57(3): 253-66.

Schaich, M. Ehninger, G. (2006): Diagnostik und Therapie der akuten myeloischen Leukämie des Erwachsenen. Der Onkologe 12(10): 1003-1011.

Scheer, C. (2006): Nachweis von Aspergillus-fumigatus-Infektionen aus dem Respirationstrakt mittels TaqMan-PCR, Berlin.

Schimpff, S. C. (1975): Laminar air flow room reverse isolation and microbial suppression to prevent infection in patients with cancer. Cancer Chemother Rep 59(6): 1055-60.

Schimpff, S. C. (1986): Empiric antibiotic therapy for granulocytopenic cancer patients. Am J Med 80(5C): 13-20.

Schlesinger, A.; Paul, M.; Gafter-Gvili, A.; Rubinovitch, B., et al. (2009): Infection-control interventions for cancer patients after chemotherapy: a systematic review and meta-analysis. The Lancet Infectious Diseases 9(2): 97-107.

Schmeiser, T.; Kurrle, E.; Arnold, R.; Krieger, D., et al. (1988): Antimicrobial prophylaxis in neutropenic patients after bone marrow transplantation. Infection 16(1): 19-24.

Schmidt, A. Wolff, M. H. (1997): Morphological characteristics of Aspergillus fumigatus strains isolated from patient samples. Mycoses 40: 347-351.

Schwartz, H. Greenberger, P. (1991): The prevalence of allergic bronchopulmonary aspergillosis in patients with asthma, determined by serologic and radiologic criteria in patients at risk. J Lab Clin Med 117(2): 138-42.

Schwartz, S.; Behre, G.; Heinemann, V.; Wandt, H., et al. (1999): Aerosolized amphotericin B inhalations as prophylaxis of invasive aspergillus infections during prolonged neutropenia: results of a prospective randomized multicenter trial. Blood 93(11): 3654-3661.

Schwartz, S. Thiel, E. (1997): Clinical presentation of invasive aspergillosis. Mycoses 40: 21-24.

Segal, B.; Almyroudis, N.; Battiwalla, M.; Herbrecht, R., et al. (2007): Prevention and early treatment of invasive fungal infection in patients with cancer and neutropenia and in stem cell transplant recipients in the era of newer broad-spectrum antifungal agents and diagnostic adjuncts. Clinical Infectious Diseases 44(3): 402-409.

Segal, B.; Freifeld, A.; Baden, L.; Brown, A., et al. (2009):Prevention and treatment of cancer-related infections. National Comprehensive Cancer Network. Practice Guidelines in Oncology - v.2.2009. http://www.nccn.org/professionals/physician_gls/PDF/infections.pdf vom 26.09.2009

Sehulster, L.; Chinn, R. Y.; Cdc Hicpac (2003): Guidelines for environmental infection control in health-care facilities. Recommendations of CDC and the Healthcare Infection Control Practices Advisory Committee (HICPAC). MMWR Recomm Rep 52(RR-10): 1-42.

Seyfarth, H.; Nenoff, P.; Winkler, J.; Krahl, R., et al. (2002). Invasive Pulmonale Aspergillose: CT-Befunde im Kontext des klinischen Verlaufes, Thieme.

Shelton, B. K. (2003): Evidence-based care for the neutropenic patient with leukemia. Semin Oncol Nurs 19(2): 133-41.

Sherertz, R. J.; Belani, A.; Kramer, B. S.; Elfenbein, G. J., et al. (1987): Impact of air filtration on nosocomial Aspergillus infections. Unique risk of bone marrow transplant recipients. Am J Med 83(4): 709-718.

Sliwa, T. Geissler, K. (2008): Leukopenie. Wiener klinische Wochenschrift Education 3(3): 161-178.

Sole, A.; Morant, P.; Salavert, M.; Peman, J., et al. (2005): Aspergillus infections in lung transplant recipients: risk factors and outcome. Clinical Microbiology & Infection 11(5): 359-365.

Soubani, A. O. Chandrasekar, P. H. (2002): The clinical spectrum of pulmonary aspergillosis. Chest 121(6): 1988-99.

Stevens, D.; Kan, V.; Judson, M.; Morrison, V., et al. (2000): Practice guidelines for diseases caused by Aspergillus. Clinical Infectious Diseases 30(4): 696-709.

Storb, R.; Prentice, R. L.; Buckner, C. D.; Clift, R. A., et al. (1983): Graft-versus-host disease and survival in patients with aplastic anemia treated by marrow grafts from HLA-identical siblings. Beneficial effect of a protective environment. N Engl J Med 308(6): 302-7.

Todeschini, G.; Murari, C.; Bonesi, R.; Pizzolo, G., et al. (1999): Invasive aspergillosis in neutropenic patients: rapid neutrophil recovery is a risk factor for severe pulmonary complications. European journal of clinical investigation 29(5): 453.

Trautmann, M. (2002): Prävention Gefäßkatheter-assoziierter Infektionen. Empfehlung der Kommission für Krankenhaushygiene und Infektionsprävention beim Robert Koch-Institut (RKI). Bundesgesundheitsbl. Gesundheitsforsch. Gesundheitsschutz 45: 907–924.

Ullmann, A. J.; Lipton, J. H.; Vesole, D. H.; Chandrasekar, P., et al. (2007): Posaconazole or fluconazole for prophylaxis in severe graft-versus-host disease. N Engl J Med 356(4): 335-47.

Upton, A.; Kirby, K. A.; Carpenter, P.; Boeckh, M., et al. (2007): Invasive aspergillosis following hematopoietic cell transplantation: outcomes and prognostic factors associated with mortality. Clin Infect Dis 44(4): 531-40.

van't Hek, L.; Verweij, P.; Weemaes, C.; van Dalen, R., et al. (1998). Successful Treatment with Voriconazole of Invasive Aspergillosis in Chronic Granulomatous Disease, Am Thoracic Soc. 157: 1694-1696.

van Burik, J. H.; Leisenring, W.; Myerson, D.; Hackman, R. C., et al. (1998): The effect of prophylactic fluconazole on the clinical spectrum of fungal diseases in bone marrow transplant recipients with special attention to hepatic candidiasis. An autopsy study of 355 patients. Medicine (Baltimore) 77(4): 246-54.

Van den Bossche, H.; Mackenzie, D. Cauwenbergh, G. (1988): Aspergillus and aspergillosis, Springer.

Verweij, P. E.; Mellado, E. Melchers, W. J. (2007): Multiple-triazole-resistant aspergillosis. N Engl J Med 356(14): 1481-3.

Von Eiff, M.; Roos, N.; Schulten, R.; Hesse, M., et al. (1995): Pulmonary aspergillosis: early diagnosis improves survival. Respiration 62: 341-347.

Wald, A.; Leisenring, W.; van Burik, J. A. Bowden, R. A. (1997): Epidemiology of Aspergillus infections in a large cohort of patients undergoing bone marrow transplantation. J Infect Dis 175(6): 1459-66.

Walsh, T.; Anaissie, E.; Denning, D.; Herbrecht, R., et al. (2008): Treatment of aspergillosis: clinical practice guidelines of the Infectious Diseases Society of America. Clinical Infectious Diseases 46(3): 327-360.

Walsh, T. J.; Finberg, R. W.; Arndt, C.; Hiemenz, J., et al. (1999): Liposomal amphotericin B for empirical therapy in patients with persistent fever and neutropenia. National Institute of Allergy and Infectious Diseases Mycoses Study Group. N Engl J Med 340(10): 764-71.

Walsh, T. J.; Groll, A.; Hiemenz, J.; Fleming, R., et al. (2004): Infections due to emerging and uncommon medically important fungal pathogens. Clin Microbiol Infect 10 Suppl 1: 48-66.

Wanke, B.; Lazéra, M. Nucci, M. (2000): Fungal infections in the immunocompromised host. Memórias do Instituto Oswaldo Cruz 95: 153-158.

Warnock, D.; Hajjeh, R. Lasker, B. (2001): Epidemiology and prevention of invasive aspergillosis. Current Infectious Disease Reports 3(6): 507-516.

Warren, J. (1997): Catheter-associated urinary tract infections. Infectious disease clinics of North America 11(3): 609-622.

Warris, A.; Gaustad, P.; Meis, J.; Voss, A., et al. (2001): Recovery of filamentous fungi from water in a paediatric bone marrow transplantation unit. Journal of Hospital Infection 47(2): 143-148.

Warris, A.; Klaassen, C. H.; Meis, J. F.; De Ruiter, M. T., et al. (2003): Molecular epidemiology of Aspergillus fumigatus isolates recovered from water, air, and patients shows two clusters of genetically distinct strains. J Clin Microbiol 41(9): 4101-6.

Wild, C.; Jonas, S.; Frank, W. Traunmüller, F. (2001): Aspergillose. Stand des Wissens zu Diagnose, Therapie, Umweltbedingungen. Ein Assessment. Endbericht. Wien, Institut für Technikfolgen-Abschätzung.

Wingard, J.; Carter, S.; Walsh, T.; Kurtzberg, J., et al. (2007): Results of a randomized, double-blind trial of fluconazole (FLU) vs. voriconazole (VORI) for the prevention of invasive fungal infections (IFI) in 600 allogeneic blood and marrow transplant (BMT) patients. Blood 110(11): 163.

Withington, S.; Chambers, S. T.; Beard, M. E.; Inder, A., et al. (1998): Invasive aspergillosis in severely neutropenic patients over 18 years: impact of intranasal amphotericin B and HEPA filtration. J Hosp Infect 38(1): 11-8.

Worthington, H.; Clarkson, J. Eden, O. (2007): Interventions for preventing oral mucositis for patients with cancer receiving treatment (Review). Cochrane Database Syst Rev 2.

Yates, J. W. Holland, J. F. (1973): A controlled study of isolation and endogenous microbial suppression in acute myelocytic leukemia patients. Cancer 32(6): 1490-8.

Zitella, L.; Friese, C.; Hauser, J.; Gobel, B., et al. (2006): Putting evidence into practice: prevention of infection. Clinical Journal of Oncology Nursing 10(6): 739-750.

Verzeichnis der Abbildungen

Abb. 1: Vereinfachtes Schema der Hämatopoese 5

Abb. 2: Normaler Blutausstrich 8

Abb. 3: Undifferenzierte Blasten im peripheren Blutausstrich... 8

Abb. 4: Erste publizierte Zeichnung eines Aspergillus (Micheli, 1729)................................. 22

Abb. 5: Aspergillus flavus... 23

Abb. 6: Aspergillus niger 24

Abb. 7: Aufbau eines Schwebstofffilters sowie die Abscheideprinzipien 42

Abb. 8: IQAir® HealthPro 250.. 57

Abb. 9: Luftkeimmesser MAS–100® mit Merck Envirocheck®-Platten. 59

Abb. 10: Wirkung des Luftreinigers unter natürlichen Umgebungsbedingungen 77

Abb. 11: Wirkung des Luftreinigers unter extremen Umgebungsbedingungen 78

Abb. 12: Wirkung des Luftreinigers unter extremen Umgebungsbedingungen (Ausschnitt).. 79

Abb. 13: Verteilung der Neutropeniedauer (Historische Kontrollgruppe)............................... 81

Abb. 14: IPA-freies Intervall der historischen Kontrollgruppe kumulativ (nur IPA-Fälle) 83

Abb. 15: Flussdiagramm Studienverlauf (RCT) 86

Abb. 16: Verteilung der Neutropeniedauer (HEPA-Filter-Gruppe) 89

Abb. 17: Verteilung der Neutropeniedauer (Scheinfilter-Gruppe).. 89

Abb. 18: IPA-freies Intervall (RCT) 94

Abb. 19: Kaplan-Meier-Kurve (RCT).. 95

Tabellenverzeichnis

Tab. 1: Biologische Taxonomie der Aspergillus-Arten 23

Tab. 2: Klassifizierung der Grobstaubfilter 42

Tab. 3: Klassifizierung der Feinstaubfilter 43

Tab. 4: Klassifizierung der Schwebstofffilter 43

Tab. 5: Ergebnis der Meta-Analysen 47

Tab. 6: Studien mit Patienten mit einer akuten Leukämie 49

Tab. 7: Studie mit dezentralen Luftreinigern 50

Tab. 8: Studien mit filtrierenden Hochleistungsmasken 51

Tab. 9: Statistische Verfahren 70

Tab. 10: Technische Werte des IQAir® HealthPro 250 75

Tab. 11: Basisdaten (Historische Kontrollgruppe) 80

Tab. 12: IPA-Inzidenz: Historische Kontrollgruppe 82

Tab. 13: IPA-freies Intervall (Historische Kontrollgruppe) 83

Tab. 14: Aufenthaltsdauer und Antimykotika in der historischen Kontrollgruppe 84

Tab. 15: Basisdaten (RCT) 87

Tab. 16: Vier-Felder-Tafel IPA (RCT gesamt) 90

Tab. 17: Vier-Felder-Tafel IPA (RCT, Zentrum Bremen) 92

Tab. 18: Vier-Felder-Tafel IPA (RCT, Zentrum Oldenburg) 92

Tab. 19: Kategorisierung der IPA-Diagnosen (RCT) 93

Tab. 20: IPA-freies Intervall (RCT) 94

Tab. 21: Vier-Felder-Tafel Mortalität 96

Tab. 22: Krankenhausaufenthalt 96

Tab. 23: Systemische Antimykotika 97

Anhang

1. Patienteninformation
2. Einverständniserklärung
3. CRF
4. Votum der Ärztekammer Bremen
5. Votum der Ärztekammer Niedersachsen
6. Zertifikat eines Luftreinigers
7. Übersicht über die Therapiestudien bei AML und ALL

> **Prophylaxe der invasiven pulmonalen Aspergillose
> durch dezentrale Luftreiniger mit HEPA-Filter**

Patienteninformation

Sehr geehrte Patientin, sehr geehrter Patient,

wir haben Ihnen die Teilnahme an einer klinischen Prüfung angeboten, die zum Ziel hat, die Wirksamkeit vorbeugender Maßnahmen gegen eine Form der Pilzerkrankungen bei gefährdeten Patienten zu überprüfen.

Bevor Sie sich entscheiden, an dieser Prüfung teilzunehmen, sollten Sie diese Patienteninformation aufmerksam lesen und möglicherweise offene Fragen mit Karl Reif besprechen. Lassen Sie sich ausreichend Zeit für Ihre Entscheidung.

Hintergrund: Bei Patienten, die Chemotherapie erhalten, kommt es zu einer vorübergehenden Schwächung der körpereigenen Abwehr. Sie sind dann einem erhöhten Risiko ausgesetzt, an verschiedenen Infektionen zu erkranken. Eine dieser Erkrankungen ist die invasive pulmonale Aspergillose (IPA), eine Pilzerkrankung der Lunge.

Die vorbeugenden Maßnahmen: Da sich die Pilzsporen in der Luft befinden, werden sie eingeatmet. Solange die körperliche Abwehr funktionstüchtig ist, merken wir davon nichts. Erst wenn durch die Chemotherapie die Abwehr geschwächt ist, kann es zu einer Pilzerkrankung der Lunge kommen. Die Luftreiniger filtern u.a. die Pilzsporen aus der Zimmerluft heraus. Wenn Fenster oder Türen geöffnet werden, kommen immer wieder Sporen ins Zimmer. Daher sollte der Luftreiniger 24 Stunden am Tag laufen, und Fenster oder Türen sollten nicht dauerhaft geöffnet bleiben. Das Zimmer sollte also nur kurzfristig stoßweise gelüftet werden. Nach der Lüftung sollte der Luftreiniger für eine halbe Stunde auf einer hohen Stufe laufen. Über Nacht kann der Luftreiniger auf die kleinste Stufe geschaltet werden. Wenn die Fenster längere Zeit geöffnet werden, oder wenn Sie das Zimmer verlassen, sollten Sie in der Zeit, in der Ihre Abwehr geschwächt ist, die spezielle Schutzmaske tragen, die Sie von uns erhalten.

Randomisierung: Um die Wirksamkeit einer neuen Maßnahme klinisch zu prüfen, muss man sie mit der bisher üblichen Behandlung vergleichen. Erst wenn sich die Wirksamkeit der neuen Maßnahme gezeigt hat, ist es sinnvoll, sie bei allen zukünftigen Patienten anzuwenden. Daher werden die Patienten, die an der Studie teilnehmen, in zwei Gruppen eingeteilt: Eine

Gruppe, die die neue, zu prüfende Maßnahme erhält, und die andere Gruppe, die die bisher übliche Behandlung erhält. Diese Einteilung geschieht nach dem Zufallsprinzip, wie etwa das Werfen eines Würfels oder einer Münze. Die Wahrscheinlichkeit für jede Gruppe beträgt daher 50%.

Verblindung: Damit weder Sie noch die Ärzte und Pflegekräfte der Station wissen, in welche Gruppe Sie eingeteilt werden, laufen die Luftreiniger in allen Zimmern, in denen Patienten liegen, die an der Prüfung teilnehmen. In der einen Gruppe laufen Geräte einem intakten Filter, in der anderen Gruppe laufen Geräte mit einem nicht funktionsfähigen Filter („Placebo-Geräte"). Die Geräte sind nur durch die Bezeichnung A bzw. B zu unterscheiden. Welcher Gerätetyp sich hinter A bzw. B verbirgt, wird erst am Ende der Prüfung aufgedeckt.

Risiken und mögliche Nebenwirkungen: Es sind keine Risiken oder Nebenwirkungen des Einsatzes von Luftreinigern und Schutzmasken bekannt. Es konnte keine Steigerung der Keimbelastung der Luft durch die verwendeten Geräte festgestellt werden.

Belastungen: Die Studienteilnehmer sind keinen zusätzlichen Belastungen ausgesetzt. Er werden nur die bei Ihrem Krankheitsverlauf üblichen und notwendigen Untersuchungen und Behandlungen durchgeführt.

Freiwilligkeit der Teilnahme: Die Teilnahme an dieser Prüfung ist freiwillig. Sie können Ihre Teilnahme jederzeit ohne die Angabe von Gründen abbrechen. Einen Abbruch hat keinen Einfluss auf Ihre weitere ärztliche und pflegerische Betreuung. Weder die Teilnahme bzw. Nicht-Teilnahme noch die Zugehörigkeit zu einer der Studiengruppen wirkt sich auf die Therapie einer auftretenden IPA aus. Alle Patienten erhalten die gleiche ärztliche und pflegerische Betreuung, mit Ausnahme der zu prüfenden Maßnahme.

Vertraulichkeit und Datenschutz: Bei der Durchführung dieser Prüfung werden persönliche Daten und medizinische Befunde von Ihnen erhoben und niedergeschrieben. Die für die klinische Untersuchung wichtigen Daten werden anonymisiert, d.h. ohne Nennung von Name und Adresse in einer Form, die keine Rückschlüsse auf Ihre Person zulässt, gespeichert und zur wissenschaftlichen Auswertung weiterverwendet. Sollten die Ergebnisse der Prüfung veröffentlicht werden, so werden die Daten nur anonymisiert dargestellt, d.h. in einer Form, die keinerlei Rückschlüsse auf Ihre persönlichen Daten zulässt.

**Prophylaxe der invasiven pulmonalen Aspergillose
durch dezentrale Luftreiniger mit HEPA-Filter**

Einverständniserklärung für Patienten

Ich bin über den Zweck, den Ablauf und die Bedeutung der klinischen Prüfung informiert worden: Bei Erkrankungen des blutbildenden Systems (akute Leukämien und andere) kann es infolge der hochdosierten Behandlungen zu bestimmten Pilzerkrankungen der Lunge (= invasive pulmonale Aspergillose) kommen. Es soll in der Untersuchung geprüft werden, ob diesen Erkrankungen mittels Filtration der Luft in den Krankenzimmern vorgebeugt werden kann. Ich bin über Vorteile und mögliche Risiken, die damit verbunden sind, aufgeklärt worden. Ich habe die Patienteninformation erhalten und verstanden. Eventuell aufgetretene Fragen habe ich im persönlichen Gespräch geklärt.

Ich bin mit der Teilnahme an der Studie „Prophylaxe der invasiven pulmonalen Aspergillose durch dezentrale Luftreiniger mit HEPA-Filter" einverstanden. Ich weiß, dass ich jederzeit auch ohne Angabe von Gründen meine Teilnahme beenden kann.

Ich bin damit einverstanden, dass meine personenbezogenen Daten in anonymisierter Form für die Auswertung verwendet werden.

Name und Adresse des Patienten:

Datum und Unterschrift des Patienten:

CRF HEPA-Filter-Studie

Datum:

Name: Vorname: ID-Nr.:   Zentrum:

Geburtsdatum: Geschlecht: Gruppe:

Einschlussdatum: IPA oder zensiert am

Diagnose: Sonstiges spezifizieren:

Therapiezyklen:

Therapie-Protokoll: _____

1. Vorphase von   bis
    Chemo:
2. 1. Induktion von   bis
    Chemo:
3. 2. Induktion von   bis
    Chemo:
4. 1. Konsolidierung von   bis
    Chemo:
5. 2. Konsolidierung von   bis
    Chemo:
6. Weitere:
7. Weitere:
8. Weitere:
9. Weitere:
10. Bestrahlung:

*CRF HEPA-Filter-Studie ID-Nr.:*___ *Zentrum*___ Seite: 2

Leukopenie/Neutropenie (Leukos < 1000, Neutros < 500)

Tage Neutropenie			
Datum von	Datum bis	Tage	
			0
			0
			0
			0
			0
			0
			0
			0
			0
			0
			0
			0
			0
			0
			0
			0
			0
			0
			0
			0
Anzahl		0	
ZW-Summe			0
Summe			0

CRF HEPA-Filter-Studie ID-Nr.:____ Zentrum___ Seite: 3

KH-Aufenthalte:

Tage KH-Aufenhalte		
Datum von	Datum bis	Tage
		0
		0
		0
		0
		0
		0
		0
		0
		0
		0
		0
		0
		0
		0
		0
		0
		0
		0
		0
Anzahl		0
ZW-Summe		0
Summe		0

Gestorben am   Todesursache(n)

CRF HEPA-Filter-Studie ID-Nr.:___ Zentrum___ Seite: 4

Systemische Antimykotika:

Tage Antimykotika		
Datum von	Datum bis	Tage
		0
		0
		0
		0
		0
		0
		0
		0
		0
		0
		0
		0
		0
		0
		0
		0
		0
		0
		0
		0
Anzahl	0	
ZW-Summe		0
Summe		0

*CRF HEPA-Filter-Studie ID-Nr.:*___ *Zentrum*___ Seite: 5

Diagnose IPA:

1. CT Thorax am   Befunde:
2. CT Thorax am   Befunde:
3. CT Thorax am   Befunde:
4. Labor am   Laborwert: Befunde:
5. Labor am   Laborwert: Befunde:
6. Labor am   Laborwert: Befunde:
7. Sonstiges:

ÄRZTEKAMMER BREMEN

KÖRPERSCHAFT DES ÖFFENTLICHEN RECHTS

ETHIKKOMMISSION

ÄRZTEKAMMER BREMEN POSTFACH 10 77 29 28077 BREMEN

Herrn
Dr. med. Carl Richard Meier
Klinik für Innere Medizin I
Zentralkrankenhaus
St.-Jürgen-Straße

28205 Bremen

ANSPRECHPARTNER:
FRAU WORSLEY
TELEFON (0421) 3404 - 230
TELEFAX (0421) 3404 - 209

SPRECHZEITEN:
MO.-DO. 9.00-16.00 UHR
FR. 9.00-14.00 UHR

UNSER ZEICHEN: WO
BREMEN, 11. JULI 2003

Studie „Prophylaxe der invasiven pulmonalen Aspergillose durch dezentrale Luftreiniger mit HEPA-Filtern"
Antragsteller: Dr. C. R. Meier/Karl Reif
hier: Studienantrag Nr. 93

Sehr geehrter Herr Dr. Meier,

die Ethikkommission der Ärztekammer Bremen hat über Ihren Antrag vom 12. Juni 2003 beraten. Die Ethikkommission gibt zu der vorliegenden Studie/dem vorliegenden Verfahren eine

( ) zustimmende Stellungnahme ab
(X) zustimmende Stellungnahme mit anliegender Beratung ab
( ) ablehnende Stellungnahme mit anliegender Begründung ab
( ) Stellungnahme noch nicht ab, da weiterer Klärungsbedarf besteht
   (siehe anliegende Fragestellung)

Schwerwiegende Zwischenfälle, eine deutliche Änderung der Nutzen-/Risiko-Relation sowie der Abbruch der Studie sind der Kommission zeitnah mitzuteilen.

Änderungen der Prüfunterlagen oder des Studiendesigns sind der Kommission mitzuteilen.

Die Kommission bittet, ihr den Abschlußbericht (zusammenfassende Bewertung) mitzuteilen.

Die Ethikkommission der Ärztekammer Bremen weist darauf hin, daß - unabhängig von ihrem Votum - die grundsätzliche ethische und medizinische Verantwortlichkeit bei der Ausführung des vorgestellten Verfahrens beim durchführenden Arzt/ bei der durchführenden Ärztin verbleibt.

Mit freundlichen Grüßen

Dr. Kütz
Vorsitzende

Anlage

DEUTSCHE APOTHEKER- UND ÄRZTEBANK (BLZ 290 908 06) 000 12 18 467
DIE SPARKASSE IN BREMEN (BLZ 290 501 01) 114 99 88

SCHWACHHAUSER HEERSTRASSE 30
28209 BREMEN

Sitzung der Ethikkommission der Ärztekammer Bremen am 10. Juli 2003
Anlage zum Bescheid vom 11. Juli 2003

Studie „Prophylaxe der invasiven pupmonalen Aspergillose durch dezentrale Luftreiniger mit HEPA-Filtern"
Antragsteller: Dr. C. R. Meier/Karl Reif
hier: Studienantrag Nr. 93

Empfehlung der Ethikkommission der Ärztekammer Bremen:

In der Patienteninformation sollte darauf hingewiesen werden, daß die Studienteilnehmer durch die Teilnahme keinen zusätzlichen Belastungen ausgesetzt sind.

ÄKN ÄRZTEKAMMER
NIEDERSACHSEN
Körperschaft des öffentlichen Rechts

Ethikkommission

Ärztekammer Niedersachsen Postfach 3 07 30003 Hannover

Herrn Karl Reif
Herrn Dr. Dietmar Reichert
Gothaer Straße 19

28215 Bremen

Geschäftsstelle:
Berliner Allee 20
30175 Hannover

Tel.: (05 11) 380 22 08
Fax: (05 11) 380 21 19
E-Mail: ethikkommission@aekn.de

Ansprechpartner/in
Kai Bogs

Ihr Zeichen, Ihr Schreiben vom	Bitte in der Antwort angeben Unser Zeichen	Datum
28. Oktober 2003	Bo/Je/196/2003	17. Dezember 2003

Studie „Prophylaxe der invasiven pulmonalen durch dezentrale Luftreiniger mit HEPA-Filtern"
(Prüfplan vom 28. Oktober 2003, Patienteninformation vom 11. Oktober 2003, Einverständniserklärung für Patienten undatiert)

Sehr geehrter Herr Dr. Reichert,
sehr geehrter Herr Reif,

wir bestätigen den Eingang Ihres oben genannten Schreibens nebst Anlagen und teilen Ihnen mit, dass die Unterkommission zur Beurteilung medizinischer Forschung am Menschen der Ethikkommission bei der Ärztekammer Niedersachsen sich dem Votum der Ethikkommission der Ärztekammer Bremen zur oben genannten Studie anschließt. Eine erneute Beratung ist daher nicht notwendig.

Anliegend erhalten Sie die übersandten Unterlagen zu unserer Entlastung zurück.

Mit freundlichen Grüßen

i. A.
Dipl.-Ök. Kai Bogs

Anlagen

IQAir®
Certificate of Performance

IQAir Model: **HealthPro 250**

Shell No.: **1 B C E A 0 0 0 0**

Testing carried out by: Signed: *AR.*

Test Voltage/Frequency: **230 V / 50 Hz**

Serial No.: **0 3 7 0 2 9 1 2 0**

Testing & QC Dept.

This certifies that the aforementioned air cleaning device has been tested prior to packaging at the IQAir production facility in Switzerland. This particular device has been found to be in compliance with the model's published specifications for air delivery and particle filtration efficiency. This particular device has passed the particle leakage test.

I. Air Delivery Rate

The aforementioned device has been tested for its air delivery at all fan speed settings. Due to component tolerances, a divergence of $10\% + 10\,m^3/h$ is deemed acceptable.

Note:
The air delivery rate refers to the unit's initial air delivery, which will decrease as filters load up with dust particles.

	Published Air Delivery	Actual Air Delivery
Speed 1:	80 m³/h	81 m³/h
Speed 2:	150 m³/h	158 m³/h
Speed 3:	200 m³/h	226 m³/h
Speed 4:	240 m³/h	264 m³/h
Speed 5:	380 m³/h	377 m³/h

Measuring instrument: Alnor LoFlo Balometer.
Instrument accuracy: ± (3% + 8 m³/h).

m³/h = cubic meters per hour

II. Particle Filtration Efficiency & Leakage Test

1. Measurement Procedures

The device has been tested for its filtration efficiency for atmospheric particles in the size range 0.3 micron (μm) and larger. The removal efficiency is determined by measuring the particle concentration at the air intake and at the outlet of the unit. The outlet air is sampled at six points to identify possible areas of leakage.* The measurements were carried out at the highest fan speed (speed 5). Since filters are more efficient at lower air flow rates, the unit's particle filtration efficiency will increase at lower fan speeds.

* To pass the leakage test, the maximum leakage at any measuring point must not exceed the average outlet concentration by more than a factor of 10.

2. Measurement Points

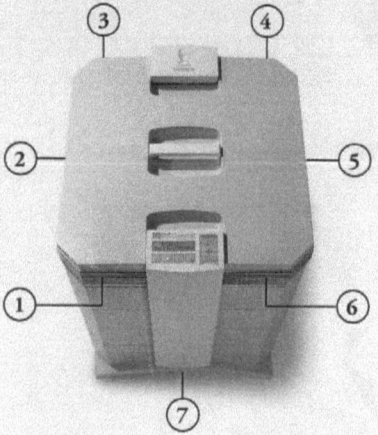

3. Results

A. Outlet Concentration

① 10 ppl

② 3 ppl

③ 3 ppl

④ 7 ppl

⑤ 0 ppl

⑥ 10 ppl

Average outlet concentration 6 ppl

B. Intake Concentration

⑦ 67470 ppl

ppl = particles per liter (1 liter = 0.001 m³/h)

C. Published Efficiency*

99.97 %

D. Actual Efficiency*

99.99 %

* Efficiency relates to atmospheric particles in the size range 0.3 μm and larger.

How filter efficiency is calculated:

$$\text{Efficiency (\%)} = \left(1 - \frac{\text{Particle count at air outlet}}{\text{Particle count at air intake}}\right) \times (100)$$

Measuring instrument:
icleen® PCM Laser Particle Concentration Meter

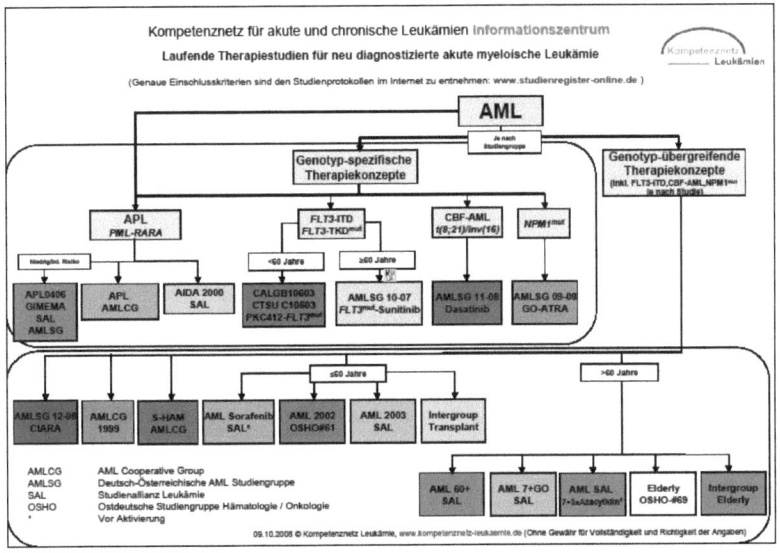

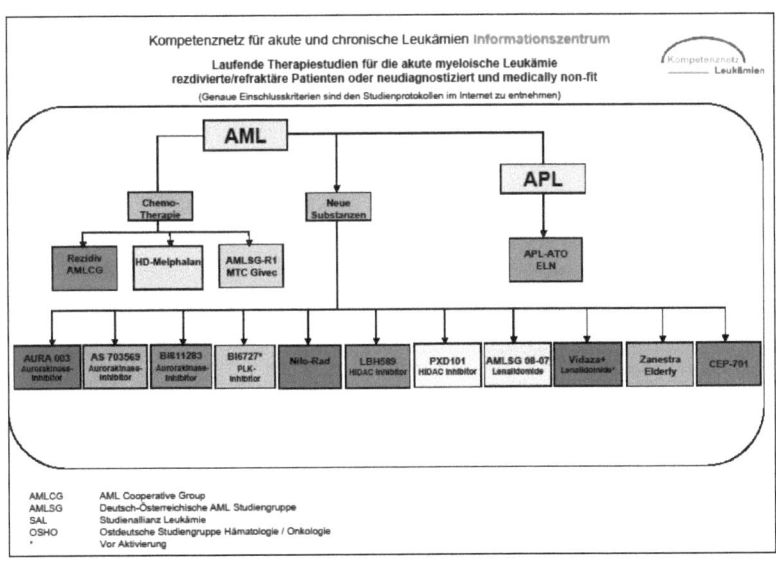

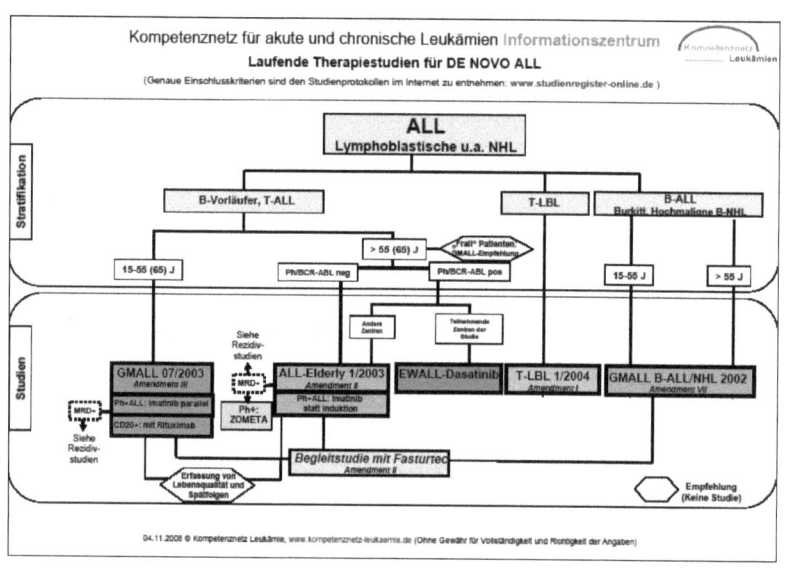

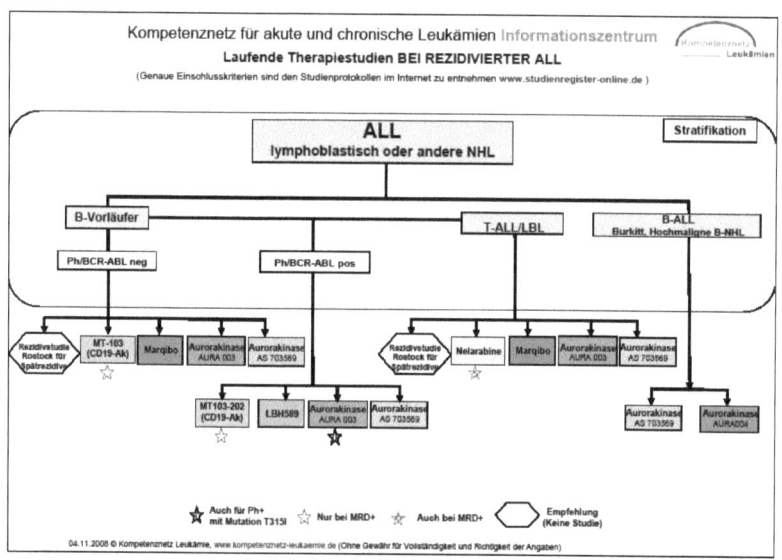

Danksagung

Zum Gelingen dieser Untersuchung haben sehr viele Menschen und Organisationen beigetragen, denen ich hiermit allen herzlich danken möchte.

Ich danke Prof. Dr. Stefan Görres für seine Ratschläge und Ermutigungen, insbesondere bei der Abfassung der Dissertation, und für seine Unterstützung bei der Beantragung eines Stipendiums.

Ich danke den Pflegekräften und Ärzten der Medizinischen Klinik I des Klinikums Bremen-Mitte für Ihre Mithilfe und Geduld. Hier entstand die Idee zu der Untersuchung, und hier habe ich die ersten Schritte zu ihrer Verwirklichung unternommen. Dr. med. Carl-Richard Meier hat mich von Beginn an mit Rat und Tat in allen klinischen Fragen begleitet und mich darin bestärkt, die Studie durchzuführen. Eva Schwiering hat mich bei Fragen und Problemen unterstützt, die die Umsetzung der Ideen in der Organisation des Krankenhauses betrafen. PD Dr. Reinhard Holländer hat mich bei der Eignungsprüfung der Luftreiniger unterstützt und mir Räume und Material im Institut für Allgemeine Hygiene, Krankenhaus- und Umwelthygiene zur Verfügung gestellt.

In gleicher Weise gilt mein Dank der Klinikleitung, den Pflegekräften und Ärzten des Klinikums Oldenburg. Michael Steinbach hat in Oldenburg die Patienteninformation, die Zuteilung der Luftreiniger und die Dokumentation übernommen.

Ich danke Steffen Boos für die Mithilfe bei der Datenerhebung, -eingabe und -kontrolle, Silvia Klün, Marion Rahnhöfer und Sonja Kleinschmidt für ihre Hilfe bei der Wartung der Luftreiniger.

Ich danke Herrn Kurtz, von der Firma D. Kurtz Staplerservice & Reinigungstechnik GmbH, Osterholz-Scharmbeck für die Mithilfe bei der Verblindung der Luftreiniger.

Ich danke ganz besonders der José Carreras Leukämie-Stiftung, München, für die Förderung in Form eines Kleinprojekts.

Ich bedanke mich bei der Firma Icen, Goldach (Schweiz), für die Unterstützung des Vorhabens durch Preisnachlass bei den Studiengeräten.

Schließlich danke ich auch meiner Familie, Marion, Luca und Joël, für ihre Geduld und ihre Apelle an mein Durchhaltevermögen. Ich danke meiner Schwester Elfi für das Korrekturlesen der Dissertation.

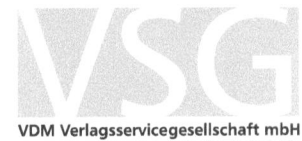

VDM Verlagsservicegesellschaft mbH

Die VDM Verlagsservicegesellschaft sucht für wissenschaftliche Verlage abgeschlossene und herausragende

Dissertationen, Habilitationen, Diplomarbeiten, Master Theses, Magisterarbeiten usw.

für die kostenlose Publikation als Fachbuch.

Sie verfügen über eine Arbeit, die hohen inhaltlichen und formalen Ansprüchen genügt, und haben Interesse an einer honorarvergüteten Publikation?

Dann senden Sie bitte erste Informationen über sich und Ihre Arbeit per Email an *info@vdm-vsg.de*.

Sie erhalten kurzfristig unser Feedback!

VDM Verlagsservicegesellschaft mbH
Dudweiler Landstr. 99
D - 66123 Saarbrücken
www.vdm-vsg.de

Telefon +49 681 3720 174
Fax   +49 681 3720 1749

Die VDM Verlagsservicegesellschaft mbH vertritt

 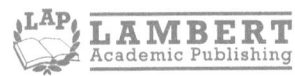 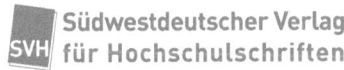

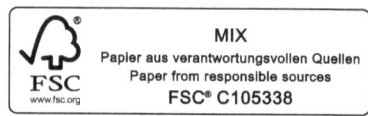

Printed by Books on Demand GmbH, Norderstedt / Germany